GW01145256

COLECCIÓN
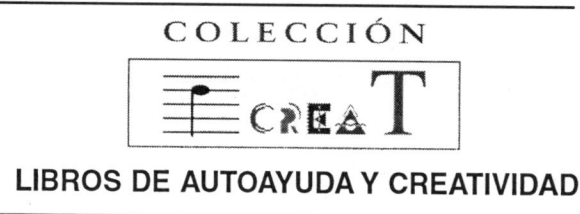
LIBROS DE AUTOAYUDA Y CREATIVIDAD

ARTE-TERAPIA

Guía de autodescubrimiento a través del arte y la creatividad

Pat B. Allen

Prefacio de M. C. Richards

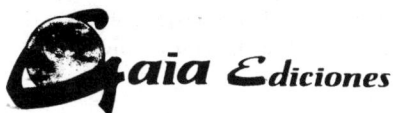

Primera edición: febrero de 1997
Segunda edición: junio de 2003

Título original: *Art is a Way of Knowing*

Traducción: Marta Sansigre Vidal

Diseño de portada: Rafael Soria

© 1995, Pat B. Allen

De la presente edición en castellano:
© Gaia Ediciones, 1997
  Alquimia, 6
  28933 Móstoles (Madrid) - España
  Tels.: 91 614 53 46 - 91 614 58 49
  E-mail: editorial@alfaomega.es
  www.alfaomega.es

Depósito Legal: M. 28.025-2003
I.S.B.N.: 84-88242-44-1

Impreso en España por: Artes Gráficas COFÁS, S. A.

Queda prohibida, salvo excepción prevista en la ley, cualquier forma de reproducción, distribución, comunicación pública y transformación de esta obra sin contar con autorización de los titulares de la propiedad intelectual. La infracción de los derechos mencionados puede ser constitutiva de delito contra la propiedad intelectual (artículos 270 y siguientes del Código Penal). El **Centro Español de Derechos Reprográficos** (www.cedro.org) vela por el respeto de los citados derechos.

Índice

Págs.

Prefacio 7
Agradecimientos 8
Prólogo 9
Introducción 11

Primera parte: Los comienzos
   1. El conocimiento de la imaginación 19
   2. El conocimiento de la memoria 23
   3. Saber cómo empezar 29

Segunda parte: Primeros pasos
   4. El conocimiento del dibujo 37
   5. El conocimiento de la pintura 43
   6. El conocimiento de la escultura 49

Tercera parte: Contenido personal
   7. El conocimiento de los obstáculos 59
   8. El conocimiento del trasfondo 67
   9. El conocimiento del trabajo 79
  10. El conocimiento del alma 87
  11. El conocimiento de la propia historia 93

Cuarta parte: Aguas profundas
   Introducción 103
  12. El conocimiento de los arquetipos 105
  13. El conocimiento de la danza 121
  14. El conocimiento de las pautas 127
  15. El conocimiento de la vida 135
  16. El conocimiento del pesar 143
  17. El conocimiento del pasado 157

Quinta parte: Perseverancia
18. El conocimiento de lo profundo 165
19. El conocimiento del miedo 175
20. El conocimiento de la proyección 185
21. El conocimiento de lo desconocido 191
22. El conocimiento de la colaboración . . . . : . . . 197
23. El conocimiento de la transformación 203
24. No saber nada 211

Conclusión
25. Saber algo 215

Prefacio

Este libro es extraordinario por lo concreto de sus métodos y ejemplos y por su absoluta conciencia del «desconocimiento» que constituye la esencia del proceso de creación artística. Este tipo de creación lleva a una forma de conocimiento no intelectual, a través de la emoción y del cuerpo. Despierta en el alma una intuición de la propia personalidad que lleva a encontrarse a gusto con los misterios de la existencia y que es renovable por medio del cambio.

Este es un libro que tuve que volver a leer para recoger su cosecha, porque la amplitud y profundidad de su contenido son excepcionales. Allen habla de la creación de imágenes, de la labor de creación como forma de llegar a conocer la vida del alma. La autora nos procura generosa ayuda sobre cómo empezar, sobre los materiales, el espacio, la atmósfera y, a continuación, nos enseña a tener confianza en el proceso. Es el río subterráneo que nos da vida y movilidad. Lleva tiempo crear la imagen por medio de la arcilla, la pintura, los pasteles, el colage y los materiales hallados, y lleva tiempo, igualmente, dejar madurar la imagen. El proceso de creación nos arrastra, libres del pensamiento y el juicio conscientes. Es esta absorción en el proceso la que cura. Penetra en otra parte de uno mismo, donde se encuentran los misterios del dolor y la liberación, del pesar, la rabia y la desesperación, del anhelo y la esperanza. El trabajo con imágenes sostiene a Allen en su tránsito por las experiencias de la muerte, el nacimiento, las tensiones profesionales, las crisis familiares. Uno realiza este trabajo para su salud personal, de acuerdo, pero también para fortalecer el tejido más amplio de los valores de la cultura. Este tejido «sólo cambia por acumulación, a medida que los individuos realizan la difícil labor de cambiarse a sí mismos». La experiencia de Allen de toda una vida de trabajo con imágenes nos ayuda a trazar nuestro propio itinerario.

M. C. Richards

Agradecimientos

Estoy muy agradecida a mi familia y a muchos amigos por el cariño y el apoyo que me han brindado mientras escribía este libro. Tengo que dar las gracias especialmente a aquellos que fueron mis ángeles durante el proceso: Evelina Weber, que leyó los capítulos tempranos y verdes; Joan Fee, Sallie Wolf y Pam Todd, que con infinita paciencia lograron animar al manuscrito a terminarse, y a Kendra Crossen, de Shambhala, por corregir y pulir el manuscrito. Por su apoyo sin desfallecimiento a mi trabajo, por su estimulante crítica de mi forma de escribir y por el entusiasmo con que me presentó a Shambhala Publications, doy las gracias a Shaun McNiff, mi generoso amigo y estimado colega.

Prólogo

Las imágenes me desmontan, las imágenes vuelven a unirme, nueva, más ancha, con espacio para respirar. Durante veinte años he llevado un diario de mi vida interior en imágenes, pinturas, dibujos y palabras... a veces sin orden ni concierto, otras con mayor diligencia, pero sin cejar jamás, a lo largo de mis días de estudiante de arte, de arte-terapeuta,[1] de profesora, de esposa, de madre, de artista. Lo he hecho, creo, porque tenía la sensación, en cierto modo, de no existir. Mi existencia era marginal, innecesaria, porque me faltaban los sentimientos, que son imprescindibles para que la vida tenga sentido. La creación artística fue la forma que tuve de devolver el alma a mi vida. El alma es el lugar donde se tolera el desorden de la vida, donde los sentimientos animan la narración de la vida, donde existe la historia. El alma es el lugar donde vuelvo a colmarme y en el que puedo sentir tanto los jardines como los cementerios. El arte es mi forma de saber quién soy.

Es posible retratar de forma muy convincente una vida incluso con el alma exiliada. Sólo falta el sentido. Cuando empecé a trabajar con imágenes, había veces en que pensaba que estaba loca, de tan poco familiar como me resultaba el caos de los sentimientos humanos. Me he sentido apartada de la luz del sol y de la risa incluso cuando me encontraba al sol y riendo con mis amigos, y he creído que nadie se había sentido nunca así. Las imágenes me han permitido recuperar algo de lo que perdí al crecer, la capacidad de experimentar la plenitud de los sentimientos en un instante. No creo que el arte cure ni que repare; lo que hace es restaurar la conexión con el alma, que siempre está esperando a que se la llame.

A lo largo de todo este libro he usado las expresiones *imagen, creación de imágenes* y *labor de creación*[2] con mayor frecuencia que el término, en apariencia más sencillo, de *arte*. La palabra *arte* conlleva juicios de valor que tienden a convertirse en barreras para muchas personas. Hay buen arte y mal arte, bellas artes o artes nobles. Todos esos términos evocan un producto terminado, un dibujo, una pintura, un objeto. Las imágenes, sin embargo, son un fenómeno universal

---

[1] Arte-terapeuta, que ejerce la arte-terapia, es decir, el tratamiento de las dolencias psíquicas por medio de la creación artística. *(N. de la T.)*

[2] *Image, image making* y *artwork,* respectivamente. En ocasiones, *artwork* se traducirá sencillamente por *creación. (N. de la T.)*

que todos nosotros experimentamos continuamente en los sueños, en la mente, cuando escuchamos música o leemos un poema, cuando percibimos un aroma que nos evoca un recuerdo. Todos nosotros tenemos imágenes internas de nuestro ser, de los que amamos y de los que odiamos. Tenemos imágenes de personas a las que no conocemos y de lugares que nunca hemos visitado. La creación artística es el proceso de dar forma a esas imágenes. Las huellas que dejamos durante este proceso de dar forma no tienen por qué ser valoradas de acuerdo con ningún criterio exterior, sino de acuerdo con nuestro sentido interior de lo que es verdad.

La creación de imágenes es una forma de romper barreras, soltar ideas gastadas y de hacer sitio a las nuevas. Es una forma de práctica por medio de la cual, como en cualquier otra disciplina espiritual, el conocimiento de nosotros mismos puede madurar hasta convertirse en sabiduría. Las imágenes no siempre son bellas: con frecuencia son crudas y misteriosas. No siempre resultan consoladoras pero pueden ser vivificantes, desafiantes, provocadoras, incluso pueden causar miedo, en ocasiones.

Arte-terapia hace más hincapié en el proceso de trabajar con imágenes que el producto final. Muchas personas nunca intentan crear imágenes porque ¿qué harían después con el resultado? ¿Tengo que enmarcarlo?, ¿venderlo?, ¿exponerlo?, ¿compartirlo?, ¿criticarlo?, ¿desarrollarlo?, ¿hacer una docena o más y llevarlos a una feria de arte? ¿Qué pasa si me gusta crear imágenes?, ¿tengo que dejar mi trabajo y dedicarme a ello?, ¿tengo que llamarme artista?, ¿puedo? Como vía de conocimiento, el arte no exige que cambie uno de vida, del mismo modo que tratar de meditar no le exige a uno afeitarse la cabeza y entrar en un monasterio. El valor que tú des a tus imágenes y a las historias que aporten a tu vida es cosa tuya.

He entretejido mi propia historia con las instrucciones al lector para mostrar que el proceso tiene muchas facetas, que a veces es directo, otras no, y que sólo puede aprenderse haciendo. Cada persona tendrá una forma única de hacer, originada en las innumerables posibilidades que ofrece la creación de imágenes.

Este libro está destinado a todos los que quieran entrar en contacto con sus sentimientos e intuición, sentir su ser interno, forjarse una senda hacia el río del alma, que corre por debajo de la vida cotidiana, y, con ello, vivir más intensamente. Los maestros y otros guías pueden ayudar durante el camino, pero no son necesarios para empezar. Lo único que hace falta es valor y curiosidad para entrar en contacto con la imaginación y los medios de dejar una huella. Las historias ya están dentro de ti, esperando a que las relates.

Introducción

Lo que he hecho en mi vida y lo que aquí escribo constituye mi participación directa en la creación artística, guiada por la idea de que el arte es un medio para conocerse a sí mismo. La arte-terapia, la profesión que he ejercido durante los últimos veinte años, consiste sobre todo en guiar a otras personas para que se conozcan a sí mismas a través de la creación artística. Constituyo una anomalía en el sentido de que me he involucrado en el proceso tanto o más de lo que he involucrado a otros. Aunque he expuesto mi obra en algunas ocasiones, ese no ha sido mi objetivo. El proceso de utilizar materiales, de luchar con sus cualidades y limitaciones inherentes, ha sido y sigue siendo un terreno maravilloso para resolver las dificultades propias.

La arte-terapia empezó cuando una serie de personas de distinta formación y procedencia inventó o descubrió formas de poner el arte al servicio de los demás. Los pioneros trabajaron con niños internos en instituciones (Kramer, 1958, 1971, 1979), con internos en sanatorios psiquiátricos (Naumburg, 1966; Ulman y Dachinger, 1975) y con los residentes de los pabellones olvidados de los hospitales públicos (McNiff, 1981). Antes de que existieran programas de formación, esos terapeutas, cada uno con su peculiar estilo, hicieron del arte una voz para los desatendidos y olvidados. He conocido a todas estas personas excepcionales, y he aprendido de ellas, y animo al lector a consultar sus muchas obras sobre teoría y práctica de la arte-terapia. En este libro no reseñaré los escritos sobre esta disciplina ni citaré ejemplos de mi trabajo con pacientes.

Aunque he estudiado y practicado la arte-terapia durante muchos años, mis experiencias más significativas derivan del uso de los materiales para descubrir y seguir la propia fuente de mi imaginería. Es la historia de esas imágenes y de los métodos que he seguido para conocerlas lo que ofrezco al lector en estas páginas. Por medio de la creación artística he resuelto problemas, aliviado el dolor, he hecho frente a pérdidas y desengaños y he llegado a conocerme profundamente. Por esas razones, considero que la creación artística es mi camino espiritual. Creo firmemente que este camino está abierto a todos y que no requiere más «talento» que el de vivir, que todos llevamos dentro. El don de la creatividad se encuentra en todos nosotros, esperando a que lo despleguemos. No son comparables los resultados de las jornadas de distintos caminantes.

Esta opinión hace de mí una especie de refugiada del mundo de la arte-terapia, que ha evolucionado gradualmente hasta convertirse en una profesión estrechamente ligada al terreno de la salud mental. Muchos terapeutas iniciaron su andadura como refugiados del «mundo del arte», escapando de lo que había llegado a ser, cuando yo empecé a estudiar esa disciplina a mediados de los años setenta, la plaza del mercado del arte. El arte por el arte, la doctrina del modernismo, había dejado a un lado la compasión humana y hacía hincapié en que la alienación era el sello del artista. Desde los años cincuenta, el arte se ha convertido en una profesión que ha originado industrias enteras que reflejan la fragmentación de la vida de trabajo en nuestra sociedad. Los críticos, los periodistas, los historiadores del arte, los conservadores de museos, los marchantes y coleccionistas porfían por el papel de creadores de sentido mientras el artista los contempla, mudo, heroicamente aislado.

La arte-terapia pareció al principio un refugio; me confirmó la necesidad de conectar con otros. Parecía una labor que me devolvía a los orígenes del arte como comunicación espiritual y sacralización de la experiencia (Gablik, 1992). Pero gradualmente, también la arte-terapia ha abrazado el ideal de la profesionalidad. Demasiado a menudo se ha visto incluida la creación artística entre las demás «modalidades de tratamiento» que prescribían objetivos y resultados que exigían que se asignasen a las imágenes significados predeterminados. Esta versión aséptica, inerte, del arte debe administrarse a los demás, interpretada por profesionales titulados. Este tipo de profesionalidad priva al arte de una de sus facultades más poderosas, la capacidad de borrar las fronteras y revelar las conexiones entre los hombres a la vez que revela la dignidad de nuestra unicidad.

Hubo un tiempo, antes del surgir del industrialismo y antes de que se generalizase la especialización profesional, en que una de las formas que tenía la sociedad de crear cultura era a través de una rica tradición de arte popular. Las personas normales fabricaban objetos y creaban imágenes para señalar los nacimientos y las muertes, conmemorar experiencias importantes e intensificar su placer de vivir. Estos objetos se encuentran actualmente en lugares como el Museo de Arte Popular Abby Aldrich Rockfeller en Williamsburg, Virginia, y se han convertido en inapreciables por su escasez. Mientras tanto, nuestra cultura de consumo sustituye entre las masas la expresión personal por tarjetas de felicitación y estuches de manualidades y el arte popular auténtico alcanza precios crecientemente elevados en el nuevo sector del mercado artístico. La pionera de la arte-terapia, Edith Kramer, sugiere que esta forma de terapia ha surgido para llenar el vacío creado conjuntamente por la naturaleza drenante del trabajo actual y la desaparición de la tradición del arte popular de participación, que ha sido sustituida por un concepto del esparcimiento que reduce al sujeto al papel de espectador. El arte como vía de conocimiento constituye un retorno a la participación directa en la vida.

Suzi Gablik en the *The reenchantment of art* describe cómo ciertos artistas están empezando a rechazar los ideales modernistas y posmodernistas de alienación y aislamiento en favor de un arte que es empático, comunicado, vivo. Dice: «La necesidad de que el arte cambie de objetivos y se haga responsable dentro del todo planetario, es incompatible con las actitudes estéticas que aún se proclaman fundándose en el supuesto tardomodernista de que el arte no tiene que representar ninguna función "útil" en la esfera más amplia de las cosas» (1991, p. 7).

Una serie de personas cuya obra admiro y que me han apoyado durante mi propio desarrollo, reconocen que el arte puede representar una función «útil» tanto para el individuo como para la sociedad. Florence Cane, autora de *The artist in each of us* (1951) creó métodos por medio de los cuales sus discípulos aprendieron a acceder a su propia imaginería personal y auténtica. Cane fue una de las primeras artistas de lo visual en reconocer el papel fundamental de la experiencia corporal y el efecto integrador del arte en la unidad mental, física, emocional y espiritual del ser humano. Su obra ofrecía a las personas corrientes los métodos adaptados por su hermana, la terapeuta Margaret Naumburg, para tratar a personas que sufrían trastornos mentales.

Elizabeth Layton, que creía que dibujar le había salvado la vida (Mid-America Arts Alliance, 1984), empezó a dibujar contornos ya avanzada su vida. Frecuentemente se hacía autorretratos para hacer frente a una depresión que la había acompañado toda su vida y contra la que nada habían podido ni la medicación ni la terapia. Layton, que murió hace poco, nunca vendió sus dibujos. Consideraba que su valor estribaba en el efecto que causaba toda la serie en el espectador. Bob Ault, arte-terapeuta y amigo de Layton, ha programado un curso basado en su técnica de dibujo de contornos y ha estudiado el impacto psicológico de esta forma de dibujo.

Edward Adamson abrió un estudio en un sanatorio mental británico en 1946. En el prefacio a la obra de Adamson titulada *Art as healing*, Anthony Stevens escribe que los pacientes encontraron en él un remanso de paz y cordura, donde podían examinar su mundo propio y darle alguna forma de expresión, que Adamson, sensible y compasivo, sabía cómo acoger (Adamson, 1984).

Bolek Greczynski, fundador y director del Museo Viviente del Hospital Psiquiátrico de Creedmore, en Queens, Nueva York, ha creado un estudio y un museo que refutan todos los estereotipos que circulan sobre el arte de los enfermos mentales a la vez que cuestionan el mundo del arte contemporáneo organizando, fuera de los muros de la institución, exposiciones provocadoras con las obras de los internos (Hollander, 1993). Tim Rollins, artista y profesor, rechaza el concepto del artista como ser aislado. Junto con adolescentes del empobrecido Bronx, Rollins y K. O. S. (Kids of Survival, [Chicos de la Supervivencia]), como llamaron a su grupo, crean una obra extraordinaria en colaboración basada en los clásicos de la literatura como forma de comprender y expresar el sentido de esta.

Henry Schaefer-Simmern (1948) realizó programas de arte entre grupos variados, tales como delincuentes, personas con trastornos del desarrollo y grupos de personas del mundo de los negocios y mostró claramente que la auténtica capacidad de expresión artística se desarrolla gradualmente de forma natural en cualquier persona a la que se dé la oportunidad de hacer arte. Sus métodos demostraron también que la expresión artística adquiría mayor complejidad, interés y sentido personal con el paso del tiempo sin necesidad de enseñar conceptos que resultan intrusos ni de realizar ejercicios artificiales. Los alumnos de Schaefer-Simmern descubrieron que, a medida que desarrollaban su estética personal, se iban sensibilizando ante el caos y el desorden que reinaban en su entorno urbano y estaban menos dispuestos a tolerar el choque de formas sin armonía que encontraban en su vida cotidiana. Como Florence Cane, Schaefer-Simmern vio en la dedicación a una empresa creativa una forma de que las personas comprendiesen el todo, empezasen a hacer frente a problemas más amplios que su propia experiencia personal y se convirtieran, en último término, en instrumentos del cambio social.

Entre los arte-terapeutas, Shaun McNiff (1992) ha hecho oír constantemente su voz para que el arte personal, auténtico, siguiera siendo una llave del alma en vez de contribuir a engrosar los datos clínicos. Sus obras hacen descender la arte-terapia de sus ancestros espirituales más que de los psiquiátricos.

Aún más importantes que los escritos publicados, han sido mis compañeros de viaje: otros arte-terapeutas y artistas, participantes en talleres y pacientes, que consideran la creación artística una parte esencial y nutricia de la vida, que han compartido mis imágenes y me han dado generosamente las suyas para compartir. Entre ellos figuran mis socios del Open Studio Project, Dayna Block y Debbie Gadiel, así como Carole Isaacs, Evelina Weber, Dan Anthon, Don Seiden, Shaun McNiff, Michael Franklin, Janis Timm-Bottos, David Henley y mis frecuentes compañeras de penas y desesperos en la arte-terapia, mis compinches en los altibajos, Cathy Malchiodi y Mariagnese Cattaneo. Con su compromiso personal con la autenticidad, todos los mencionados han ampliado mis perspectivas de lo que significa ser creativo y hacer arte.

Esta obra, pues, está dirigida a quienes sospechan que hay mucho dentro de sí mismos por conocer y se imaginan que pueden obtener mucho placer del color, la forma y la imagen. Es una invitación a los que tratan de escapar del trabajo sin autenticidad, de las relaciones sin calidez, de las profesiones que no alimentan el espíritu y de cualquier otro callejón sin salida. Creo que cualquiera de nosotros puede, en cualquier momento, tomar un pincel y crear una nueva bifurcación en el camino, que pueda llevarnos a nuestro auténtico hogar, que se encuentra en el fondo de nosotros mismos, y afuera de nuevo, a ocupar nuestro lugar en el mundo.

Primera parte

Los comienzos

CAPÍTULO UNO

El conocimiento de la imaginación

La imaginación es la más importante de las facultades que poseemos. Puede ser nuestro mayor recurso o nuestro más formidable enemigo, y es también la que nos permite discernir las posibilidades y las opciones que se nos presentan. Pero la imaginación no es una mera página en blanco en la que escribimos a nuestro antojo, sino que es la voz más profunda del alma y sólo puede oírse con claridad cultivándola y prestándole cuidadosa atención. Una relación con ella es una relación con nuestro ser más hondo. Tanto si hemos cultivado la imaginación como si no, cada uno de nosotros tiene una vida de pautas y modos de pensar enraizados, basados en nuestra experiencia pasada. Las expectativas que tenemos respecto a nosotros mismos y al mundo surgen de esas pautas. Suzi Gablik escribe: «Lo que estamos aprendiendo es que para cada situación de nuestras vidas hay una pauta de pensamiento que la precede y la mantiene. De modo que las pautas coherentes que sigue nuestro pensamiento crean nuestra experiencia. Al cambiar nuestra forma de pensar, cambiamos de experiencia... El paso fundamental consiste en confrontar nuestras verdaderas convicciones» (p. 27).

El arte es una vía para conocer lo que creemos de verdad. Bernie Siegel (1.986) es un médico que siente un profundo respeto por el poder de la imaginación para la curación física. Pide a sus pacientes de cáncer que dibujen imágenes de su tratamiento para descubrir sus creencias profundas sobre las opciones respecto al tratamiento. Ha aprendido que lo que cree el paciente, no la ventaja objetiva de un determinado tratamiento, es el factor más importante en la consecución de resultados positivos.

Saber qué creemos exige que nos confrontemos con nosotros mismos, con nuestros miedos, con nuestra resistencia al cambio. Una vez que sabemos cuáles son nuestras verdaderas creencias, podemos permitirles evolucionar y cambiar si no nos sirven. El miedo arrojará imágenes difíciles y desagradables a la puerta de nuestra imaginación. Muchos de nosotros nos preocupamos porque si ahondamos demasiado, puede ocurrir que encontremos cosas terribles o que no encontremos nada de nada, ni opciones ni soluciones. Joanna Macy (1.983) trabaja con la imaginación para conseguir que las personas rompan con la apatía que sienten respecto a su capacidad de influir en la ecología de nuestro planeta y respecto a otras grandes cuestiones a las que nos enfrentamos todos nosotros. Ha descubierto que al principio surgen el miedo y la desesperanza y que incluso parecen insuperables. Sin embargo, una vez que se han sentido y reconocido, se desvanecen y aparecen nuevas opciones que nos permiten pensar nuevas formas de ver el problema y crear nuevas soluciones.

La creación artística es una forma de explorar nuestra imaginación y empezar a permitirle ser más flexible, aprender a ver más opciones. El principal problema que tenemos la mayoría de nosotros es que dejamos que el miedo detenga la imaginación antes de que empiece a trabajar de verdad. Shaun McNiff dice que la imagen nunca viene para hacernos daño, y yo estoy de acuerdo. Nuestros miedos existen para protegernos de lo que creemos que es perjudicial. Tenemos que respetar su objetivo, reconocerlos, pero sin permitir que dominen el gran potencial de nuestra imaginación.

Antes de tratar de cambiar tus convicciones por medio de la creación artística, empieza haciendo un inventario de algunas de tus creencias.

- *Contenido de la imaginación.* Haz una lista de lo que crees sobre la imaginación. Incluye las frases y las trivialidades que hayas oído, como «son imaginaciones tuyas» o «tienes una imaginación desbocada». Trata de enunciar claramente lo que subyace a esas afirmaciones. Divide tu lista en afirmaciones de creencias positivas y en afirmaciones que sugieren que la imaginación es peligrosa o trivial. Haz una cruz junto a las creencias que estés dispuesto a cambiar. Mira a ver si puedes volver a enunciarlas de tal forma que estés dispuesto a conservarlas.

- *La riqueza de la imaginación.* Ejercitar la imaginación es una forma muy eficaz de prepararse para hacer arte. Imaginar es algo que puede hacerse en cualquier lugar, en cualquier momento. Es una forma de juego que nutre nuestro yo interior. Es un poco como surtir la despensa. Más adelante, en otro momento, la creación artística sacará lo que hemos imaginado y permitirá a la imagen adquirir forma.

El primer paso consiste simplemente en hacerse consciente del flujo interminable de imágenes de que disponemos durante el día. Hay imágenes visuales, de todo; desde las sábanas hechas un rebuño, tu cara en el espejo del cuarto de baño y el vapor que surge de la ducha, hasta las imágenes de niños que sufren que nos lanza rápidamente el telediario de la noche o la silueta de las ramas de los árboles contra el cielo que ves cuando caminas por la calle. Hay imágenes internas que pueden evocarse a voluntad, como la cara de tu hermana cuando ríe o que surgen sin buscarlas, como cuando recuerdas un lugar especial al oír cierta canción por la radio. Los colores, los olores, los sonidos, el tiempo atmosférico... todo eso hace surgir las imágenes que llevamos dentro de nosotros.

En los sueños y las fantasías elaboramos las imágenes para formar historias. La imaginería de los demás es también una fuente; los libros, las películas, los poemas están llenos de imágenes que transformamos al hacerlas nuestras. Sin embargo, para poder cumplir todas nuestras obligaciones durante el día, solemos correr un velo sobre esas imágenes o sólo somos tenuemente conscientes de ellas, a menos que se nos ponga ante la vista algo completamente desacostumbrado. Una puesta de sol espectacular o un choque de automóviles tal vez centren nuestra atención mientras volvemos a casa; de lo contrario, probablemente iremos absortos en nuestros pensamientos sin prestar atención a las imágenes que nos rodean.

El primer paso es, pues, sin buscar resultado alguno, empezar a practicar la percepción. Juega con las diferentes formas en que puedes ser consciente de lo que te rodea.

• *Las imágenes ya están ahí.* Deja de leer un momento. Recuéstate cómodamente y relájate. Deja caer la vista sobre las imágenes que hay a tu alrededor.

Quince pájaros posados en un hilo de la luz contra el cielo gris de noviembre es lo que veo desde mi ventana. Tengo el escritorio abarrotado de fotos de mi familia, pilas de libros, un talismán medio mujer medio ciervo que hice con palitos, una vaca de plástico.

Toma nota de las imágenes que hay a tu alrededor. Aprecia la riqueza de las posibilidades. Escoge una de las imágenes para seguirla. Percibe su color, su forma, su textura, sus detalles. ¿Adónde te lleva? ¿Cómo ha llegado a estar delante de ti? Imagina un o artístico basado en tu imagen. ¿Cómo sería? ¿Una enorme esc blanda de tu grapadora? ¿Un dibujo a lápiz del árbol que ves por la ventana?

Juega con tu conciencia para abrirla hasta incluir todo lo que abarca tu vista. ¿Qué ves en la periferia de tu visión? Cierra ahora los ojos y vuelve tu atención a la boca de tu estómago. ¿Qué sensación tienes? ¿Qué imagen evoca? Abre los ojos y vuelve a la primera imagen. Enfócala: ¿te parece distinta? Céntrate en un detalle de esa imagen. Déjala marchar.

Fíjate en lo que aparezca. A veces, simplemente el centrar la atención en imágenes, en vez de seguir inmersos en nuestro diálogo interior, puede ser un modo de lograr relajarnos. Es una oportunidad sin objetivo para que la mente descanse y se reponga. En momentos sueltos, practica esta habilidad escogiendo centrarte en una imagen determinada y luego dejándola marchar. Para relajarse es especialmente bueno centrarse en imágenes de la belleza de la naturaleza. Si se te han agotado las energías, procura fijarte en las flores, los árboles, las plantas, el cielo. Déjate descansar en la belleza de lo que ves y deja que esas percepciones repongan tus energías. Es un modo muy sencillo de ser conscientes de lo que nos rodea.

CAPÍTULO DOS

El conocimiento de la memoria

Cuando traté de comprender cómo he usado la creación de imágenes como forma primordial de encontrar sentido a mí misma y al mundo, recorrí los recuerdos de mi infancia. En los cumpleaños me regalaban juegos para pintar siguiendo los números y, en una ocasión, una pintura sobre terciopelo de una voluptuosa señorita,* que me encantaba por su exótica oscuridad. Las imágenes que colgaban de las paredes de casa eran pocas: en la cocina, un calendario de la compañía de seguros; en el comedor, una reproducción de *La última cena* de Leonardo, y en el cuarto de estar, un retrato enmarcado de John F. Kennedy con un extraño bronceado, recortado de la revista dominical de un periódico. Había una imagen de la Virgen María sobre el televisor y varios santos en la cómoda de mi dormitorio. El arte y Dios estaban relacionados visualmente en mi entorno.

Mis primeros esfuerzos por reunirlos, sin embargo, no fueron elogiados en absoluto. Un domingo, como estaba demasiado enferma para asistir a misa, me hice piadosamente un rosario con lo que tenía a mano: cuentas amarillas y anaranjadas y una cruz de palos de helado pintados de morado. Recuerdo el momento en que levanté la vista de mi obra desde los zapatos de tacón de mi madre, a su abrigo de cachemir beis hasta llegar a su cara, espantada ante mi blasfemia.

En algún momento descubrí montones de reproducciones artísticas en un armario: Manet, Van Gogh, Renoir. Nunca supe de dónde salían ni para qué estaban allí. El arte en el colegio consistía en copiar el dibujo que había hecho la profesora como modelo, algo de lo que, generalmente, salía airosa. En una ocasión, en la escuela secundaria, nos hicieron copiar una famosa obra de arte. Mi deprimente copia de las *Barcas en la playa* de Van Gogh me dejó perple-

---

* En español en el original.

ja: ¿por qué la acuarela sobre papel de escribir quedaba tan espantosa y arrugada?

Mi abuela empezó a pintar al óleo unos años antes de morir. Recuerdo un cuadrito que hizo, de un perro blanco. Pero ella, como mi madre, usaba sus energías creadoras en las artes más tradicionales de cocinar, coser, hacer punto y encajes. A mí no me enseñaron ninguna de esas habilidades.

El día en que nos iban a hacer las fotos en la escuela maternal, me mandaron a clase con un vestido marrón corriente, heredado de una prima, porque mi madre supuso que la foto sería en blanco y negro y pensó que un color de una tonalidad intermedia quedaría mejor. Pero la foto fue en color —algo que las otras madres ya debían de saber, puesto que casi todas las otras niñas aparecieron con diversos escoceses. Los carretes de color eran relativamente recientes entonces, y yo sigo prefiriendo las soñadoras fotos en blanco y negro con los bordes dentados en que ha quedado registrada mi primera infancia.

En la foto de la escuela maternal me colocaron al final de la fila de los segundos en altura. Me incliné ligeramente hacia la niña que estaba a mi lado, temerosa de quedar fuera de la foto. Cuando miro esta foto, en la que estoy muy seria e inclinada hacia la derecha, veo que salió en ella gran parte del aula con nuestros juguetes y las mesas. A los cinco años pensaba que quizá no hubiera sitio para mí en la foto, con el vestido marrón que yo no había escogido. Creía que la vida quizá no quisiera de mí, que tal vez me empujara para dejar sitio a otros que eran más listos, más felices, más vistosos. Mis tribulaciones y mis miedos, me parecían, a medida que iba creciendo, justamente eclipsadas por las necesidades y fatigas de los demás, sobre todo de mi madre.

Mis padres tenían cuatro hijos y no mucho dinero. Mi madre luchó contra el cáncer a lo largo de la mayor parte de mi infancia y adolescencia. Mi padre bebía y al final se volvió alcohólico. Estos son los hechos desnudos, terribles e injustos. Según otra versión, podría recordar a mi padre como un narrador de historias vívidas y llenas de humor, y cómo los dos hacían de nuestro hogar el lugar de reunión de la familia en las fiestas, con abundante comida y diversión. Los aspectos turbadores eran simplemente cosas de la vida, que ni se cuestionaban ni se hablaban, ni en la familia ni fuera de ella. Pero el aspecto emocional estaba ahí, también, y era difícil ponerlo en orden. Me desentendí de él; mi padre bebía y tenía dos empleos y todavía no sé exactamente qué hacían mis dos hermanos y mi hermana. No hay nada especialmente inusitado en que las familias no hablen de las situaciones tristes y difíciles.

La fuerza de esas imágenes no se atenúa. Los sentimientos se filtran en las palabras y en las obras y parecen fuera de lugar. Yo lloraba por el menor motivo durante el último año de enseñanza secundaria pero no derramé una sola lágrima en el funeral de mi madre, que había sido dos años antes. Los sentimientos pueden emponzoñarse hasta destilar amargura, desesperanza y enfermedades del cuerpo y del alma. Mi vida interior cuando yo estaba creciendo, el subtexto oculto bajo la superficie, que parecía normal, era una pesadilla. La enfermedad de mi madre era el hecho esencial. En clase de álgebra trataba en vano de concentrarme en un problema mientras la mente erraba hacia el borde del abismo y me preguntaba: ¿Dónde está mi madre hoy? ¿Está en casa, en el hospital, está viva, está muriéndose, está sufriendo? Su dolor ocupaba una gran parte de mi vida interior. Yo no me daba cuenta, entonces. En aquel momento estaba haciendo magdalenas para una tómbola del colegio y leyendo a J. D. Salinger. Sin embargo, en mi interior estaba, al mismo tiempo, deseando que mi madre viviera. Respiraba su vida, tratando de mantener un ritmo, de mantenerme viva y, lo que es más importante, de mantenerla viva a ella. No funcionó, naturalmente, y cuando yo tenía quince años, mi madre murió. Yo no sabía nada del dolor; lo que se había dejado en suspenso, quedó en suspenso. Ahora podía vivir mi vida, pero ¿quién era «yo» exactamente? Había pasado la mayor parte de mi infancia y adolescencia en un prolongado estado de excepción. Tenía el aspecto de una joven adulta bastante responsable. En mi interior, era un pajarillo tembloroso, una niña de pecho que lloraba, una niña pequeña que se escondía tras la puerta, una bruja amargada y sarcástica que hervía de rabia ante todo lo que había perdido.

Al final aprendí que la creación de imágenes era una forma de llegar hasta los sentimientos y de escoger entre lo real y lo ficticio de mi vida. Las imágenes me han permitido hacer el viaje de regreso, subir río arriba hacia donde empecé, una niña curiosa que jugaba en un huerto mientras mi madre regaba las flores y cultivaba los tomates, antes de enfermar. Más atrás, más atrás, sentada bajo un inmenso arce, miraba las nubes de pájaros negros que levantaban el vuelo en las tardes intemporales del verano. El olor de los lirios y el polen de la azucena atigrada en la punta de la nariz, cuando trataba de captar su aroma.

Poco a poco, aparentemente a saltos, hice el viaje de vuelta hasta encontrar a la bruja, a la niña, a los seres del légamo primordial, dragones, serpientes, pájaros negros y perros negros. Pintura, pastel y arcilla han sido los materiales de mi alquimia. La creación de imágenes ha sido para mí el acto de tomar lo que fue y lo que nunca fue y de crear lo que soy yo: una persona razonablemente feliz, creativa, capaz de tolerar y comprender los sentimientos que acompañan la vida, capaz de conectar con los demás y dar sentido a las cosas.

Nuestras imágenes revelan que somos seres holográficos, que vivimos múltiples historias. A menudo nos quedamos estancados en una visión de nosotros mismos y perdemos la riqueza de nuestra multiplicidad. Nos estancamos en el papel único de esposa o de atleta o de superviviente de malos tratos. Adoptar una imagen única de nosotros mismos como suma de lo que somos es un sacrificio innecesario. Renunciamos a la flexibilidad, a la espontaneidad y a la creatividad. Manifestamos nuestros conflictos interiores como bloqueos de nuestra vida exterior. Hay cosas que hacemos o dejamos de hacer según la historia de nosotros mismos desde la que actuamos. Y, sin embargo, hay muchas otras historias no contadas entre las que podríamos escoger.

Los más tempranos principios de nuestras historias son imágenes no verbales, visiones y sonidos, olores y gestos de la niñez. Es perfectamente posible volver a una imagen determinada y desde ella, construir toda una historia del propio yo. Habría verdad en ella pero, igual que un diamante no puede tener una sola faceta, la historia que surgiese de una sola imagen sería muy incompleta. Igual que un diamante tiene manchas e imperfecciones que son visibles en una faceta y, al mismo tiempo, tiene otra de perfecta belleza, también nuestras imágenes del dolor y el placer coexisten unas junto a otras. No hay vida que sea completamente oscura ni totalmente soleada. Las imágenes son un medio de llegar a conocer la riqueza y variedad de nuestras historias, sus sombras y sus matices.

Los conflictos y contradicciones que encontramos en nuestras historias son un buen sitio en el que ahondar. Si siempre te describieron como un niño feliz, ¿dónde están las zonas oscuras que hacían tan patente su brillo? Quizá fuiste testigo de esos elementos oscuros por medio de un amigo o un pariente y no los experimentaste directamente; a pesar de todo, forman parte de tu historia. Si tienes recuerdos de una gran tristeza, ¿cuáles fueron los haces de luz y alegría que te procuraban alivio?

Recibimos muchas versiones acerca de dónde venimos y quiénes somos. Por el proceso de creación de imágenes podemos explorar nuestras muchas capas, soltar las ideas gastadas y probar con nuevas imágenes de nosotros mismos. Entramos en un mundo creado por otros pero también podemos crear y recrear nuestro mundo por medio de la creación artística.

- *De dónde vienes.* Cierra los ojos y recuerda el hogar de tu niñez. ¿Qué imágenes ves? ¿Qué guardaron tus ojos y tus oídos de niño? Escoge un lugar de la casa e imagínate en él. Haz una lista de las imágenes que ves a tu alrededor. ¿Cómo son los muebles? ¿Cuáles son los colores, los olores, la estación del año, la hora del día? ¿Cómo describirías la imagen de ti mismo? Prueba a hacer esto mismo en otro punto de tu historia, en el mismo entorno. ¿Ha cambiado tu imagen de ti mismo? Fíjate en los sentimientos que surgen con cada imagen y luego déjalos marchar.

- *Tu historia del arte.* ¿Qué era «arte» cuando eras niño? ¿Pintar siguiendo los números? ¿Visitar museos? ¿Un ambiente elegante? ¿Objetos hechos con amor por tus antepasados? ¿Lo que hacía tu hermana, pero nunca lo que tú hacías? ¿Dibujos de clase con lápices de colores, pegados al frigorífico? ¿El hombre que pintaba paisajes en la tele los sábados por la tarde? Escribe cualquier recuerdo que te venga a la memoria, incluso las actitudes, los comentarios, las convicciones; escribe sobre los artistas que has conocido o estudiado o sobre aquellos de los que has oído hablar. Repara en el papel que desempeñó el arte en tu vida. ¿Es el mismo que ahora? ¿Cuál es tu peor recuerdo en relación con el arte? No falla: cuando la gente se entera de que soy arte-terapeuta, empiezan por contarme un trauma que tuvieron con el arte en el colegio, a veces incluso mucho más recientemente. ¿Cuál es la mejor experiencia que has tenido en tu vida con el arte?

Por último, imagina la fantasía más placentera relacionada con el arte. Una compañera de habitación que tuve en la Escuela de Bellas Artes se imaginaba que viajaba al sur de Francia, conocía a Picasso, se convertía en su modelo, hasta que él veía sus obras y entonces posaba el pincel maravillado...

CAPÍTULO TRES

Saber cómo empezar

Espacio

Primero, vacía un espacio. Da una vuelta por la casa y busca posibilidades. No es necesario, al principio, tener toda una habitación dedicada a la creación artística. Te hace falta una superficie. Puede ser en cualquier sitio en que te encuentres a gusto: un sótano, un porche, un rincón del cuarto de estar... Pregúntate qué necesitas para estar cómodo, cuánta intimidad, cuánta cercanía a los demás. En algún momento, lo pondrás todo hecho un asco; ¿dónde puedes hacerlo a gusto? Lo mejor es que escojas un sitio que no tengas que ordenar para otros usos entre dos sesiones de creación. Un espacio dedicado a taller, por modesto que sea, confirma tu intención y te permite trabajar incluso cuando sólo cuentes con unos breves momentos, sin perder tiempo en preparativos.

Un segundo aspecto importante para un espacio de trabajo es que cuentes con un sitio para exponer lo que hagas. Esto puede consistir simplemente en pegar con cinta adhesiva un dibujo a una pared cerca de tu superficie de trabajo o puede consistir en colocar un tablero de dibujo y un caballete cerca. El tener tus imágenes expuestas y dentro de tu campo visual es una forma de mantener vivo el proceso incluso cuando no tengas tiempo de sentarte a pintar o dibujar. Cuando pases junto a tu imagen, sin esfuerzo real, ella empezará a hablarte, notarás cosas sobre ella. Cuando por fin te sientes a trabajar, te parecerá más fácil saber qué hacer. Gran parte del proceso de trabajo con imágenes ocurre de este modo, bajo la superficie de la vida de cada día. La imagen trae a la conciencia lo que tú sabes en estratos más profundos. Empieza a desarrollar un diálogo con tu yo interior. Un espacio dedicado al trabajo es una forma de acoger a tus imágenes.

Si ese espacio está siempre listo para ti, incluso los momentos en que estás esperando a que termine la lavadora o a que se caliente el agua del cazo son fructíferos. Piensa en dónde pasas el tiempo. Siéntate en distintos lugares de la casa. ¿Es acogedor el sótano? Si parece una mazmorra, escoge otro lugar. ¿Tienes una habitación que apenas se usa? Una amiga mía instaló su estudio en un rincón del cuarto de estar. Piensa en la comodidad, la facilidad y la seguridad. Si incorporas estos elementos a tu imagen de un espacio de trabajo, tendrás más probabilidades de utilizarlo frecuentemente.

Música

El sonido puede contribuir a crear unos límites en tu espacio. Un casete o un lector de discos compactos realzarán tu espacio de trabajo. Es preferible escoger conscientemente la música que vas a escuchar que oír lo que buenamente ponga la radio, que, además, tiene frecuentes interrupciones publicitarias. La música tiene un efecto poderoso y, como otros aspectos de este trabajo, requiere atención. ¿Qué tipo de música te gusta? Para mí es mejor la música instrumental, del tipo que sea, que las canciones, porque tiendo a fijarme mucho en las palabras y me distraigo. La percusión es especialmente adecuada cuando está uno concentrándose en la percepción de la energía para pintar. La música que no nos es familiar, tal como las salmodias o la música oriental, que no se basa en la armonía occidental, o la música de otras partes del mundo pueden abrirnos nuevas vías y sugerir nueva imaginería.

Lo importante es que te fijes en si la música te ayuda a relajarte y a implicarte en el proceso de creación y si aumenta tu disfrute de lo que estás haciendo. A veces, basta el zumbido del frigorífico, el trino de los pájaros o el fragor de la tormenta.

Empieza a observar qué es lo que te gusta. Experimenta y juega con los sonidos como un aspecto de tu espacio.

Materiales

Antes incluso de empezar con los materiales de arte, prepara tu espacio con una caja de zapatos vacía y sin tapa. Este será tu fichero de referencias. Una buena forma de entrar poco a poco en el proceso de creación de imágenes o de participar en él cuando tengas poco tiempo consiste en hacerte un fichero de referencias, que no es más que coleccionar imágenes que te interesen. Pueden proceder de cualquier fuente: revistas, periódicos, fotografías, postales. Coleccionar imágenes es una forma de enterarse de qué te gusta. Puedes usar una imagen como punto de partida para tu propia labor de creación o como manera de aprender sobre la forma de una imagen que te interesa, para alimentar la vista. Puedes colocar estas imágenes encontradas, en tu espacio de exposición para que te instruyan. Si día tras día pasas al lado de la imagen de un caballo, empiezas a asimilar su forma en tu interior. Cuando te sientas atascado o falto de inspiración, el recortar imágenes es una forma de participar en el proceso de creación sin tensiones indebidas. Como cuando quitas malas hierbas de tu jardín, estás cultivando tus propias imágenes para descubrir qué es lo que te pertenece. Es una forma humilde pero eficaz de comenzar.

También puedes empezar a coleccionar objetos pequeños del mismo modo. Toma otra caja y pon en ella cosas que encuentres en tus paseos: ramitas, piedras o cualquier desecho que te interese por su color, su forma o su textura. Una de mis cajas de objetos está llena de trocitos sueltos de metal oxidado. Me encantan los mil colores del óxido, el hecho de que, en la mayoría de los casos soy incapaz de decir de dónde salen las piezas, las extrañas formas que adoptan los trozos de metal aplastados. Algunos parecen fragmentos diminutos de un paisaje y he llegado a considerar la herrumbre como una metáfora del cambio, de la lenta transformación de una sustancia en otra.

En tu caja puedes meter cualquier cosa y, como las imágenes, se convertirá en un fichero de referencia de puntos de partida a la vez que una reserva de materiales y una forma de llegar a conocer tu propia estética personal.

Materiales de arte

Si tienes la clara intención de recurrir al arte como forma de conocerte, los materiales colaborarán contigo de una forma asombrosa. He visto con frecuencia comportarse a los materiales como los panes y los peces del Evangelio, convirtiéndose en suficientes para la tarea que me había propuesto aunque a ojo de buen cubero pareciesen totalmente inadecuados. Reflejamos muchos de nuestros miedos y resistencias en nuestra actitud hacia los materiales, que quedan preñados de intenso sentido. Yo tenía que acumular una buena dosis de sensación de que tenía todo el derecho del mundo a ello antes de decidirme a comprar una caja grande de tizas y cuando las tenía, quedaba paralizada por su abundancia y voluptuosidad. Los materiales son otro aspecto, como el espacio, con el que es importante sentirse cómodo y a gusto. Cómprate lo que te guste y te permita trabajar. Si te gustan las gangas, compra cosas baratas o busca desechos. Conozco a una persona que consigue todo el papel que necesita de los excedentes de una empresa de carteles publicitarios. Las enormes cantidades le hacen sentirse muy rica, pero el papel le sale gratis.

Ve a una tienda de artículos de arte y abre las cajas y toca las cosas. Siempre tienen cajas de muestra. Mira qué te gusta y qué te resulta asequible. Mira los papeles, tócalos, siéntelos, huélelos. No hagas ni caso de lo que diga el envoltorio. Yo compro un papel de acuarelas de categoría escolar y lo uso para dibujar con pastel y pintar con pintura acrílica. Me gusta porque es barato y grueso. Si las tiendas de artículos de arte te intimidan, prueba en una papelería para escolares. Los catálogos de este tipo de material también pueden ser útiles; puedes encargar los artículos por correo y recibirlos a domicilio.

Lo más importante es que repares en tus *sentimientos* respecto a los materiales. ¿Qué te gusta? ¿Qué te causa placer usar? En principio, sugeriré el uso de determinados materiales para ciertas tareas, pero, en general, para empezar, una caja de doce o veinticuatro barras de pastel, una caja de dieciséis o veinticuatro pasteles al óleo, carboncillo, y lápices de dibujo blandos o semiblandos (2B-5B) son suficientes. La pintura puede ser témpera, una pintura al agua que se limpia fácilmente de la mayor parte de las superficies, o acrílica, que se seca más deprisa y se puede pintar encima, pero que hay que limpiar inmediatamente de los pinceles. Es bueno tener pinceles de calidad escolar, así como brochas, de las baratas de pelo natural, que se venden en las ferreterías, de entre 2,5 y 7,5 cm de ancho. Si puedes permitirte brochas y pinceles mejores, siempre es un dinero bien empleado porque un buen pincel, bien cuidado, dura mucho tiempo. Reúne esponjas, trapos y recipientes vacíos de cocina para el agua o para mezclar los colores.

Cualquier cosa puede convertirse en una superficie para pintar o dibujar aplicándole una capa de gesso o de pintura lisa blanca de paredes. El gesso es una pintura blanca acrílica que utilizan los pintores para preparar el lienzo. Al aplicar gesso sobre un trozo de cartón o de madera, la superficie se queda lisa y se puede pintar con pintura, con pastel e incluso con lápiz. La preparación de superficies con gesso o pintura de casa es otra actividad que sirve al proceso de creación de imágenes en los momentos de poca inspiración. Tener un surtido de superficies te da dónde elegir y te ayuda a saber lo que le conviene a medida que desarrollas tus preferencias sobre métodos de trabajo.

Tiempo

Como cualquier otra actividad, la creación artística requiere tiempo. La cantidad de tiempo efectivo no puede prescribirse, ya que será distinta para cada persona. El tiempo efectivo que dediques a la creación de imágenes, aunque sólo consista en una sesión semanal de una o dos horas, puede resultar muchísimo más productivo si de vez en cuando dedicas un rato a mirar lo que has hecho, simplemente a observar y y aprender a conocer la plenitud de la imagen. Este mirar también sirve para motivarte. Al mirar la imagen, con el tiempo irán surgiéndote ideas sobre otras imágenes o sobre los cambios que querrías hacer. Mirar es un placer e invita a volver a crear otra imagen.

Intención

Tener clara la intención es tan importante como el espacio y los materiales. Este es el aspecto espiritual de la creación artística. Puedes tener intención de experimentar o puedes querer aprender sobre un problema al que tienes que hacer frente. Cuando entro en mi espacio de trabajo, trato de tener lo más claro posible la intención de aceptar lo que me venga. Confío en que las imágenes y el conocimiento que necesito existen dentro de mí y en que puedo acceder a ellos por medio de este proceso. Si llego enfadada y agitada, puedo pedir que se me muestre la fuente de esos sentimientos. Si llego confusa, pido aceptar las imágenes que reflejarán los componentes de mi confusión. Para señalar mi intención, a veces enciendo una vela o una varilla de incienso antes de empezar, para marcar el momento de creación directa de imágenes. Otras veces, me siento sin más en mi espacio o realizo las labores de limpiar y ordenar como preludio del momento de empezar a trabajar. Mi intención, en general, es llegar a conocer la fuente de la sabiduría y de gobierno que hay dentro de mí. El espacio y los materiales son la manifestación externa de mi intención.

Parte de mi intención es llegar a ser más consciente de mi conexión con los demás y, por eso, a veces, invito a gente a venir a trabajar conmigo a mi espacio. Considero que trabajar en la creación de imágenes junto a un amigo o un ser querido es una de las formas más placenteras y plenas de estar juntos. En el capítulo 22, sobre la colaboración, hablo más extensamente de trabajar junto a otros.

Atención

Una vez que te sientas cómodo con los materiales, puedes recurrir al proceso cada vez que necesites guía, cada vez que tengas que poner orden en tus sentimientos o que surjan problemas. La creación artística es una manera de profundizar en cualquier cosa que tengamos delante y requiera nuestra atención. Hay una tendencia universal a dar la espalda a las dificultades. La creación de imágenes permite quedarse con algo y, al mismo tiempo, hace de ello algo soportable, gracias al placer que procura el uso de los materiales.

No hace falta intentar hacer un cuadro sobre el problema; sólo tienes que formarte una clara intención de comprender algo y luego, tomar los materiales y empezar. Empieza simplemente con una marca y continúa hasta que la imagen diga que está terminada. Normalmente olvido la intención mientras estoy absorta en el trabajo. Cuando me recuesto en la silla para contemplar la imagen, recuerdo la intención y, al concentrar mi atención, se me ocurre una idea de lo que tengo que hacer a continuación, si es que tengo que hacer algo. A veces, el centrar la atención en la imagen me produce sentimientos muy intensos. Si he estado evitando cierta tristeza o una desilusión, a veces, se me saltan las lágrimas. Todo ello forma parte del proceso. Experimenta los sentimientos que te surjan y luego déjalos marchar. Te asaltarán dudas y formularás juicios. A veces, te sentirás tonto o desorientado. Trata de fijarte en esos sentimientos y luego déjalos pasar. Lo importante es empezar.

Segunda parte

Primeros pasos

CAPÍTULO CUATRO

El conocimiento del dibujo

Suele suponerse que «saber dibujar», poder representar los objetos con un cierto grado de realismo, da la medida del verdadero artista. En realidad, dibujar es hacer visible la energía. El dibujo es un modo de entrar en contacto con la energía del tema representado, tanto si el tema es una naturaleza muerta, una figura o un estado interior. Dibujar es una manera de jugar con las diversas formas de energía que es posible experimentar, una manera de llegar a conocerlas.

Antes de dibujar objetos que te son ajenos, es conveniente que llegues a conocer tu propia energía. Puedes empezar por hacer trazos sobre papel. La intención con estos dibujos iniciales es aprender sobre tu energía y sobre cómo se manifiesta por medio de los distintos materiales. Poco a poco irás notando qué tipo de material necesitas según tu estado de ánimo en cada momento. Por lo pronto, ir aprendiendo cuáles son las posibilidades ya es suficiente.

Este es un momento en que la música ayuda mucho. A mí me gusta poner cintas de música de percusión, pero tú puedes preferir otros tipos de música. Experimenta con tus piezas favoritas.

Escoge papel de cualquier tamaño y lápiz o carboncillo para empezar. Haz trazos, líneas, formas, en el papel sin representar ningún objeto. Llena el papel tanto como puedas. Da unos pasos atrás cuando hayas terminado y observa tu energía tal como aparece en la hoja. ¿Es densa, etérea, fluida, nerviosa, juguetona? Toma otra hoja de papel, mayor o más pequeña que la anterior, y con un medio diferente, llena otra hoja de trazos. Si empezaste sentado, haz de pie tu segundo dibujo. ¿Cómo han afectado a tu energía los cambios que has hecho? ¿Has obtenido resultados distintos de pie que sentado? ¿Cuáles te parecen mejores? Intenta hacer un dibujo diminuto, de cinco por cinco centímetros. Prueba ahora con uno muy grande. Explora distintas formas de hacer trazos: presiona el lápiz o aligera la presión. Deshaz un poco de carboncillo con los dedos y úntalo con ellos para formar un fondo gris y luego dibuja sobre él con fuertes trazos negros.

Haz todos los dibujos que necesites hasta encontrar el tamaño y la forma del papel, y el tipo de línea y de presión que te resultan agradables hoy. Aquí no hay bien ni mal, se trata simplemente de explorar todas las posibilidades. Los dibujos grandes y sueltos no son mejores que los pequeños y cerrados. Lo preciso no es más valioso que lo curvilíneo y serpenteante.

Cuando tengas unos diez dibujos, tanto si te lleva una hora como varios días, extiéndelos por su área de exposición y repara en las diferentes formas en que se manifiesta tu energía. Si estás llevando un diario a la vez que sigues tu proceso de creación de imágenes, observa si te vienen palabras que describan tus dibujos. Si no es así, míralos y apréctalos. Mira a ver si tienes alguna reacción física ante alguno de los dibujos. ¿A dónde se dirige tu vista espontáneamente? ¿Hay una serie de trazos que tiene un efecto sedante cuando sigues con la vista sus formas? ¿Te llena otra serie de energía? Estás creándote un vocabulario de trazos que pueden reflejar y crear, al mismo tiempo, estados de energía. Si dejas que tu primer dibujo en cualquier sesión sea automático, si te limitas a escoger el material y a dejar hablar a tu cuerpo, verás el tipo de energía que tienes en ese momento. Al decidir hacer deliberadamente determinados tipos de trazos, puedes cambiar tu energía y tu estado de ánimo.

Cuando estoy angustiada, tiendo a dibujar circunferencias y a rellenarlas sombreándolas de oscuro a claro; eso me alivia. El hacer dibujos muy grandes y sueltos me abre. Cuando uso todo el cuerpo, dibujando desde los pies hacia arriba, a través de los hombros, el brazo y la mano, me surge la energía desde abajo y hacia afuera y me hace sentirme más viva. Tengo cajas con antiguas tarjetas de visita cuyo dorso tiene el tamaño perfecto para hacer dibujos diminutos los días en que ocurren demasiadas cosas y me siento abrumada.

Experimenta con distintos tipos de dibujos, con el único objeto de ver qué es lo que te parece bien. Una hoja pequeña de papel ¿te parece acogedora o claustrofóbica? ¿Una hoja grande, te parece estimulante o abrumadora? Dejar espacio en blanco en la hoja, ¿te da la impresión de sosiego o de vacío?

Presta atención a cualquier pensamiento que te surja mientras estás dibujando. Puedes descubrir que tienes grabadas unas reglas sobre el dibujo de las que no eras consciente. Esta manera de hacer trazos a veces trae a la memoria viejos recuerdos sobre cómo nos decían que no debíamos hacer garabatos, que los garabatos son cosa de niños pequeños, que eso no es dibujar, que es perder el tiempo. Nada de esto es cierto, naturalmente. Si vas a un museo o ves los cuadernos de los grandes maestros, verás que cada dibujo, por muy preciso y realista que sea, está formado de zonas de trazos, de zonas de garabatos, en realidad. Si se quitan esos enérgicos trazos, el dibujo queda desprovisto de su fuerza y su poder vitales.

Cuando empezaste a dibujar, ¿te presentaron el dibujo como una tarea consistente en rellenar las líneas dibujadas por otro? Cuando yo estaba en la escuela maternal, colorear fuera de los contornos se consideraba un error y en castigo, no te dejaban seguir pintando. A veces, tener que rellenar una estructura puede resultar sedante: saber que hay límites tranquiliza. Sin embargo, si esa es tu única experiencia con el dibujo, sólo aprendes a adaptar tu energía a los espacios que otros te asignan y nunca descubres cómo organizar y disfrutar la corriente natural de tu propia energía en el mundo. Aunque esta intención no se pronuncia en voz alta, se transmite al enunciar la tarea y penetra en la conciencia al realizarla.

Una vez que empieces a cambiar tu percepción sobre la pintura y a concebirla como energía, observa cómo se expande tu concepto de «dibujo». Las formas de las huellas en el patio nevado del colegio son un dibujo hecho por niños exuberantes durante el recreo. Los árboles dibujan sombras finas y enredadas en el suelo iluminado por el sol. Las grietas de la acera esbozan un torso. El dibujo es la manifestación visible de la energía.

Dibujo de objetos

Dibujar un objeto es una manera de conocer su energía y de conectar fuertemente con ella. Yo decido dibujar los objetos que me gustan o los que tienen algo que enseñarme. Dibujar cosas es una forma de amarlas, así que hay que escoger cuidadosamente el tema. Me gusta dibujar las erizadas alcachofas y los pimientos redondeados y voluptuosos. Dibujar es una forma de conocer la esencia de las cosas, de «ver el infinito en lo ordinario», como dice un amigo mío. Trabajar de esta manera crea una relación con la energía del tema escogido. Dibujar puede ser una celebración de la voluminosa energía de una montaña de granito o de la sencilla línea combada de un árbol que te devuelve la sensación del milagro de las estaciones.

Escoge un objeto que te guste. Para empezar, elige algo suficientemente pequeño como para puedas sostenerlo en la mano y dejarlo sobre la mesa de dibujo. Deja que te entre por los ojos todo lo que puedas. Desplázate con cariño por los contornos del objeto. Descubre tu intención respecto a este objeto. ¿Es conocer el hueco oscuro de un melón cortado o la enmarañada complejidad de una raíz de árbol? Pide a tu objeto que te instruya sobre sí mismo. Al desplazar la vista a lo largo de sus contornos, mueve la mano por el papel, registrando lo que ves.

Hazlo sencillo, para aprender las formas simples. Dibuja solamente mientras te sientas conectado. Si empiezas a tener que luchar, para, déjalo. Vuelve a la contemplación. En cuanto vuelvas a sentirte unido a la belleza del objeto, reanuda el dibujo o, si eso no funciona, déjalo para más tarde. Dibujar es una relación y no puede forzarse. El principal obstáculo para dibujar es dejar de centrarse en el objeto y centrar la atención en juzgar el dibujo resultante, que no es más que la constancia de la corriente de energía entre tú y tu tema. Incluso un dibujo que deje constancia de una lucha es útil y aporta mucho conocimiento.

Si descubres que te gusta de verdad dibujar objetos, piensa en comprar un cuaderno para dibujar el mismo objeto hasta llenar todas las páginas. Escoge algo sencillo y contémplalo tan a fondo como puedas. Dibujar así es como meditar y tiene especial utilidad como contrapeso a los dibujos que se centran en tus procesos interiores. Si decides seguir este procedimiento de dibujar el mismo objeto, escoge con ánimo juguetón. ¿Sobre qué deseas saber más de verdad? Escoge para dibujar cosas que desees en la vida. Si quieres ser escritor, dibuja el bote de los lápices e instrumentos de escritura. Si quieres estar más arraigado y estable, dibuja una montaña; si más ordenado, las formas de una tapia de ladrillo o de una valla bien hecha.

Esto no es ni una tontería ni magia sino una forma de declarar tu intención y de actuar para clarificarla. Sin actuar, por poco que sea, nuestras intenciones no pueden manifestarse y se quedan solamente en deseos. Si dibujas el objeto que has escogido -digamos que un reloj, si tienes dificultades con el tiempo-, estás reflexionando sobre la cuestión. El acto de dibujar representa el compromiso de concentrarse en algo. Te surgirán percepciones sorprendentes al volver tu atención al objeto por medio del dibujo.

Hay libros enteros sobre el dibujo de objetos reales. Recuerda que leer textos sobre dibujo, por interesantes que sean, nunca es tan bueno como practicarlo.

Dibujo en color

Las barras de pastel constituyen una buena transición desde el carboncillo, ya que tienen una consistencia similar. Abre la caja y déjate escoger por un color. El color es la manifestación visible del sentimiento. De nuevo, empieza por llenar una hoja con trazos con ese único color. Además de la energía cinética de hacer trazos, ahora puedes jugar con la energía emocional del color. Usar color es otra fuente de profundización en nuestro conocimiento de nosotros mismos y del mundo. Escoge uno o dos pasteles más para acompañar al primero y empieza un dibujo nuevo. Deja que los colores se mezclen y se embadurnen. Usa el extremo de la barra y luego el lado y recurre a los dedos para mezclar los colores en nuevos matices. Cuando te parezca que has terminado, toma una nueva hoja de papel, quizá de mayor tamaño que la anterior. Escoge tres colores más, unos que no parezcan compatibles entre sí o que no te gusten especialmente. Fíjate en la sensación que tienes al trabajar con esos colores.

Haz al menos un dibujo con todos los colores. Haz uno más sólo con los colores que más te gustan. Cuelga todo tu trabajo y siéntate a mirarlo. Míralo hasta que la vista decida cuál es el dibujo que prefieres y mira a ver si puedes explicarte por qué. ¿Te produce este dibujo algún sentimiento en particular: tranquilidad, enojo, tristeza, alegría? ¿O un tono emocional: apaciguado, sombrío, travieso, confuso? Quédate sencillamente junto a tus obras; son mapas de ti mismo. Si estás llevando un diario, escribe, siguiendo la corriente de tu conciencia, la reacción que experimentas ante los colores. Acoge bien todo lo que brote: recuerdos, sueños, fragmentos de diálogo o historias. Para ganar lo que tus dibujos te ofrecen, debes ser testigo de ellos. Trátalos como amigos. No darías media vuelta y dejarías plantado a un amigo que viniera a visitarte: te sentarías, le prestarías atención, le harías sentirse bien recibido.

La próxima vez, empieza por usar tu color o tu combinación de colores favorita. Haz un trazo y deja que este llame a otro, invitando a los colores a mezclarse como quieran. Estás empezando a desarrollar tu propia paleta, aprendiendo cuáles son los colores que te nutren. Al final de un taller reciente, durante el tiempo dedicado a sentarnos y mirar, alguien observó que todos nosotros llevábamos ropa de los colores que aparecían en nuestras obras. Fíjate en los colores de tu entorno. ¿Haces un esfuerzo consciente por elegir los colores de tu ropa o de tu casa? ¿Vives rodeado de los colores preferidos de tu paleta? Empieza a fijarte en los colores a lo largo de la jornada, en los restaurantes, en la consulta del médico, en las casas de tus amigos. ¿Dónde te sientes más vivo, más tú mismo? ¿Qué colores hay en esos ambientes?

Pasteles al óleo

Los pasteles al óleo introducen el elemento de resistencia. Requieren un poco más de esfuerzo que los otros pasteles y que el carboncillo. Los colores son vívidos y el aceite aglutinante los hace viscosos y resbaladizos en vez de polvorientos como las barras. Empieza con una hoja de papel pequeña, de tamaño folio como máximo. Observa si los colores te hablan en este medio. Deja que un color empiece el dibujo y llame a otro. Extiende los colores en capas, dejando que unos trazos se mezclen con otros. Experimenta emborronando los colores y deja zonas de color puro. Trata de arañar la superficie cuando haya aplicado varias capas.

Puede que disfrutes usando los pasteles al óleo al estilo de un pintor. Puedes usar aguarrás sintético para diluir el aceite y que el color fluya más libremente. El aguarrás sintético es un disolvente artificial que no tiene emanaciones peligrosas. Sin embargo, es inflamable y, aunque no es tóxico si se respira, sí que lo es si se ingiere, por lo que hay que tener cuidado si hay niños o animales domésticos cerca, ya que pueden confundirlo con agua. Pon una cantidad pequeña en un tarro de cristal, con una etiqueta bien visible, y limpia todo cuidadosamente cuando termines. Si decides usar pasteles al óleo con aguarrás sintético, es preferible usar una superficie dura, tal como cartón o una plancha de madera cubiertos de gesso, o brístol, que es una cartulina para dibujar; cualquiera de ellos va bien. Introduce el pastel al óleo en el aguarrás, o pasa este con pincel sobre el dibujo, para conseguir un efecto de veladura. Si este método te atrae, quizá quieras pasarte a la pintura, que usa el color de un modo más directo incluso. Observa tus reacciones frente a este material en sus muchas formas. Algunas personas detestan el pastel al óleo porque les parece que huele demasiado fuerte, es sucio e impreciso. Para otros es sensual, cremoso y rico. Lo importante es que llegues a saber lo que te gusta a ti.

Ya has experimentado con varios tipos de materiales y de superficies que pueden usarse en innumerables combinaciones. Un trazo grueso de lápiz sobre un dibujo con pastel al óleo añade un efecto interesante de precisión al grabar la superficie. Un ligero lavado con aguarrás y pastel al óleo crea un fondo de color para un dibujo de carboncillo. El trabajo con aguadas y veladuras lleva a la pintura, que se trata con más detalle en el próximo capítulo.

CAPÍTULO CINCO

El conocimiento de la pintura

Pintar es permitir a los sentimientos manifestarse a través del color, del color aplicado en trazos sensuales, con un pincel o incluso con los dedos. La pintura es sentimiento licuado. El sentimiento conlleva una relajación de la razón y pintar nos permite dejarla de lado momentáneamente para entrar en un reino distinto. Aunque se puede hacer pintura realista, ese no es nuestro objetivo en este momento. Nuestra intención es usar la pintura para explorar el reino del sentimiento y la emoción por medio del color, porque la pintura es un medio fluido que hace surgir una energía especialmente sensual en nosotros.

Pega con cinta adhesiva las esquinas de una hoja grande de papel (de al menos 45 por 60 centímetros) a tu superficie de trabajo. Escoge una brocha grande, de unos 5 centímetros de anchura más o menos. Ten a mano un recipiente con agua limpia y una esponja o un trapo para quitar a la brocha el exceso de agua. Mira qué color está pidiendo que lo usen. Pon en la paleta algo de ese color. Cuando empleo pinturas acrílicas, yo utilizo como paleta un trozo de cristal de 30 por 35 centímetros con una hoja de papel blanco pegada en su cara inferior y sujeta a los extremos con cinta de pintor. Los colores destacan contra la superficie blanca y la paleta se limpia muy fácilmente con una navaja de afeitar de hoja recta. También puedes usar un plato viejo, pero será más difícil de limpiar. Si te decides por las témperas, una bandeja pastelera de hojalata es mejor que el cristal, porque la témpera es más fluida que la pintura acrílica.

Pinta de pie. Empieza con un color y cubre el papel con él. Este es tu fondo de sentimiento. Repara en tu cuerpo mientras aplicas la pintura. ¿Dónde se origina el movimiento de pintar? ¿En la mano, el brazo, el hombro, el torso? ¿Sientes los pies y las piernas mientras pintas? ¿Cómo te sientes al embadurnar el color, al hacer trazos amplios y largos? Haz lo más agradable posible el proceso de aplicar color.

Como la pintura, las emociones son los «colores» de la experiencia; sin ellos, la vida es inexpresiva y sosa. La emoción es una experiencia física. Cuando no somos conscientes de nuestro ser físico tenemos un acceso limitado a nuestras emociones. El prestar atención a las sensaciones de nuestro cuerpo y el adaptar nuestros movimientos para crear las sensaciones más agradables nos ayuda a abrir ese acceso. Cerramos el acceso a las emociones por el miedo que hemos experimentado en nuestra vida. Al escuchar con simpatía las suaves señales que nos envía el cuerpo y al responder a ellas con pequeños ajustes, adquirimos confianza en nosotros mismos. Si cuando estás pintando empiezas a sentirte angustiado, para un momento y recuérdate a ti mismo que estás a salvo, que tu intención es explorar tus emociones al paso que más te convenga. Decides que vas a escuchar atentamente y a crear un vínculo de confianza entre tu yo y tus emociones.

Has cubierto el papel de un color puro, pero los sentimientos rara vez son simples. Lo más frecuente es que sean complejos, mezclados, amortiguados, incluso, a veces, caleidoscópicos, y que vayan cambiando incluso mientras tratamos de darles nombre. Escoge un segundo color. Experimenta con tus opciones, cubre de pintura algunas zonas y deja que los dos colores se mezclen y se confundan, se neutralicen mutuamente y creen colores completamente nuevos. Juega con la pintura sobre el papel. ¿Es uno de los colores más fuerte, o más fácil de someter? ¿Se combinan armoniosamente los colores, o chocan? Fíjate en tu reacción a los cambios de los colores. ¿Echas de menos la simplicidad del color puro o te gusta el torbellino de colores? ¿Te parece que la hoja tiene un aspecto embarrado o misterioso?, ¿sucio o delicioso? Cuando sientas que has terminado, deja tu pintura a un lado, aclara los pinceles y cambia el agua de pintar.

Para la pieza siguiente, empieza con un color oscuro. Crea el fondo cubriendo todo el papel. Mira a ver si puedes encontrar un ritmo al aplicar el color, haz la pincelada más lenta, más leve el toque. Experimenta con un pincel tan lleno de pintura que gotee. Escoge un segundo color, que sea claro. Asegúrate de tomar un pincel limpio y de cambiar el agua. ¿Qué pasa cuando tratas de añadir claridad a lo oscuro? ¿Se traga el fondo oscuro al matiz delicado o quedan huellas?

Para tu próxima pintura, pega una hoja de papel fuerte a un tablero de dibujo, que puede ser un trozo de táblex, una tabla de madera o cualquier otra superficie rígida que sea fácil de llevar de un lado a otro. Pega fuertemente los bordes del papel con cinta de pintor. El papel se combará cuando esté húmedo y la cinta adhesiva hará que quede más o menos plano al secarse.

Coge la brocha más grande y cubre la superficie de la hoja de agua limpia. Con los colores que te apetezcan, deja caer gotas de pintura sobre el fondo húmedo y fíjate en lo que pasa con la pintura. Inclina el tablero y deja correr los colores para que formen figuras. Resiste las tentaciones de dar una forma reconocible a las figuras. Limítate a dejar de lado a la razón y permite que la pintura cree el cuadro. Añade más agua si es necesario, con una brocha o un pulverizador. Experimenta con pintura más y menos diluida para crear aguadas más claras y más oscuras. Juega con todas las posibilidades. Cuando sientas que has terminado, deja a un lado esta pintura, pero aún pegada al tablero hasta que se seque por completo.

Escoge tres colores que te parezcan compatibles para constituir la paleta de tu próxima pintura. Concéntrate en tus movimientos sin otro objetivo en la mente que la danza del color y la forma sobre el papel. Cubre la superficie, dejando que los colores jueguen y se mezclen. Mira a ver cuántas variaciones resultan de la combinación de los tres colores, y lo agradables que pueden resultar a tus propios ojos. Fíjate, una vez más, de qué parte de tu cuerpo surge la pintura. ¿Qué zonas del cuerpo participan? ¿Hay partes del cuerpo que están ausentes?

Haz al menos una pintura más usando cualquiera de los métodos que has probado o uno nuevo que te inventes. Cuando tengas unas cinco pinturas, más o menos, reúnelas y siéntate a contemplarlas. ¿Qué ves? ¿Hacia dónde se siente atraída tu vista? ¿Te parecen las pinturas imágenes de sentimientos? Reflexiona sobre el acto físico de pintar: ¿Qué parte de ti parecía dirigir la operación? ¿En qué se diferencia para ti la pintura del dibujo? ¿Qué te resultó más placentero cuando pintabas?

El placer que nos causa crear imágenes es importante porque ese placer nos abre. Si puedes permitirte experimentar el placer al pintar, te irás haciendo más abierto al conocimiento y al sentimiento de una forma más honda. Esta es nuestra intención al pintar, experimentar el placer y aumentar nuestro conocimiento de las emociones. Son las emociones las que nos mueven a actuar. Al explorar y conocer a fondo nuestras emociones es más fácil que actuemos correctamente y que tengamos una actitud clara.

Para tu próxima sesión de pintura, piensa en una experiencia en la que sentiste una emoción intensa o en la que tus emociones no eran claras. Una vez que hayas escogido una experiencia desde la cual pintar, cierra los ojos y medita sobre ella unos momentos. Pregúntate de qué color es el fondo de esa experiencia. Acepta la primera respuesta que te venga. Resiste los segundos intentos: ¿y qué si oyes «rosa» y es una experiencia de rabia? Si no obtienes respuesta, abre los ojos y toma un color lo más rápidamente posible, sin pensar. En cualquier caso, acéptalo y empieza a pintar. Una vez que hayas hecho el fondo, pregunta qué color viene después. Si te surgen imágenes o formas, acéptalas, pero no hagas un esfuerzo consciente por representar ideas sobre la situación. Ya sabes cuáles son tus ideas; ahora lo que quieres es otro tipo de conocimiento que está dentro de ti pero no es tan fácil de conseguir.

Olvídate de todo lo que estás intentando aprender y deja que el cuadro se pinte solo. Cuando llegues a un punto en que te quedes detenido, retrocede un poco y mira a ver si tu vista está satisfecha. ¿Te paras porque has terminado o porque te sientes reacio a continuar? Vuélvete hacia tu cuerpo para encontrar la respuesta. ¿Te sientes relajado y firme o tienes la respiración rápida y agitada? Eres libre de dejar de pintar en cualquier caso, naturalmente, pero es bueno que empieces a saber por qué haces ciertas cosas y a aceptar tus propias razones. Si lo dejas por algún miedo o por renuencia a continuar, lava los pinceles y limpia un poco la zona de trabajo antes de sentarte a contemplar tu obra. El limpiar y recoger es una parte importante de la creación de imágenes, porque supone una transición de la profunda dedicación y devuelve el sentido del equilibrio y de la propia seguridad.

Cuando te sientas a contemplar tu cuadro, recuerda la situación con la que empezaste y tenla presente mientras miras, pero sin extraer conclusiones. ¿Qué te muestra la pintura? ¿Qué refleja? ¿Han cambiado tus sentimientos o se han aclarado? Asimila lo que puedas. Lleva un diario de tus reacciones, si lo deseas. A veces, un cuadro habla con innegable claridad de inmediato, pero es más frecuente que el mensaje cale lentamente a lo largo del tiempo. Deja el cuadro en la pared durante una temporada e irá destilando su sabiduría a medida que estés dispuesto a recibirla.

Color

Conocer el color es una fuente de profundización en nuestra comprensión de nosotros mismos y del mundo. Nuestras respuestas particulares al color son el mejor sitio para empezar. Reflexiona sobre tus pinturas y mira si disciernes qué sentimientos evocan los colores que has usado. No necesitas entender por qué un color significa una determinada cosa, simplemente que en este momento significa eso para ti. Más tarde, si quieres, puedes investigar los significados universales de los colores, lo que enriquecerá tu apreciación de la interconexión de todos los seres. En general, cada color contiene una oposición de significados contrarios. El rojo puede denotar rabia y violencia con imágenes de mortandad y sangre, pero también la sangre palpitante de vida nueva y la pasión del amor. El verde es gangrena pútrida y emponzoñada, y también el verde tierno de las hojas en primavera. La tierra fértil es negra, como los restos carbonizados de un edificio. Nuestra cultura étnica y religiosa contribuye al significado emocional del color, igual que los lugares donde hemos vivido, que nos dan una afinidad innata con ciertas formas, colores y configuraciones espaciales. Lo físico y lo emocional están intrincadamente unidos en lo más hondo de nosotros. Temblamos de rabia y vemos rojo, nos quedamos helados de miedo y nos ponemos amarillos de cobardía, vemos la vida en rosa y bailamos de alegría. A través de la pintura llegamos a ver y a apreciar tanto la unicidad como la riqueza de nuestro yo pleno de movimiento y sentimiento.

CAPÍTULO SEIS

El conocimiento de la escultura

La escultura es el proceso de dar forma tridimensional a nuestra experiencia. La raíz de la palabra «escultura» significa «tallar, cortar» y a muchas personas les saltan a la mente las esculturas talladas en mármol de la antigüedad clásica o de Miguel Ángel. Cambiando ligeramente la percepción, es posible mirar a los objetos ordinarios, incluso a cualquier cosa, como si fueran esculturas. Tómate un momento y mira a tu alrededor. Relájate y deja que caigan las etiquetas familiares de los objetos que te rodean. En lugar de escritorio, sofá, lámpara, fogón o bicicleta, observa sus formas escultóricas: cilindro, rectángulo, amplia curva, caja angular.

La escultura no tiene por qué ser tallada: también puede ser un ensamblaje de formas agradables reunidas. Puede incluso ser descubierta. Ya has descubierto esculturas si has recogido alguna vez un trozo de madera arrojado por el mar o una piedra con forma extraña. Algo en tu experiencia interior encontró un eco en lo que captaste en aquella piedra. Quizá pareciera una figura humana o viste un animal en el trozo de madera. Las imágenes que nos son necesarias aparecen por todos los medios, porque el alma no se cansa de tratar de darse a conocer. A veces, en el proceso de creación de imágenes empezamos por la experiencia y tratamos de expresarla. Al ensamblar, que es el arte de juntar cosas para crear una nueva expresión, empezamos con un objeto y por medio del eco que despierta en nosotros descubrimos nuestra experiencia y su sentido.

Si tienes una caja de objetos en tu taller, rebusca en ella y elige o déjate escoger por varios objetos. Trata de no pensar demasiado en tu elección. Si todavía no tienes una colección, ve a dar un paseo por el campo, a un chatarrero o a una almoneda. Escoge objetos que te encanten o te intriguen, te repelan o te dejen confuso. Juega a agruparlos en conjuntos agradables. Busca un sitio para tus objetos y a lo largo de la próxima semana, arréglalos y vuelve a arreglarlos siguiendo tus impulsos. Observa si tu composición está pidiendo más color o más formas. ¿Hace falta algo vertical?, ¿algo redondo? Trata de olvidar los nombres de los objetos. Mira tu composición con diferentes luces: por la mañana y antes de irte a dormir, con luz tenue. Míralo desde arriba y ponte en cuclillas para verlo a la altura de los ojos. ¿Hay algo que pueda quitarse? ¿Te gustan las composiciones sencillas y sobrias o los montones de cosas con múltiples formas? ¿Son todos tus objetos naturales o mezclas también objetos manufacturados? Fíjate en qué es lo que le gusta a tu vista. Esta atención te da a conocer tu propio sentido de la belleza, tu propia estética.

Cuando hayas convivido con tu composición móvil durante una temporada, dedícate a hacer un ensamblado. Imagina la mejor manera de unir los objetos. ¿Atarlos con una cuerda, clavarlos, pegarlos? Experimenta con distintos adhesivos. La cola de carpintero, amarilla y más fuerte que la blanca, funciona bastante bien para los objetos naturales. Las pistolas de termofusión son rápidas y efectivas pero la silicona que aplican no se adhiere a las superficies lisas y pulidas como el plástico o el metal. Observa cuidadosamente tu experiencia al dedicarte a cada pieza.

Siéntate con tu obra y mírala desde todos los ángulos. ¿Qué te parece el efecto total? ¿Parece terminada, necesita una caja, una peana, una luz que la ilumine desde arriba? «Terminar» es una experiencia temporal y la oportunidad de cambiar, desmontar o añadir sigue abierta siempre. Un ensamblado se parece mucho a un sueño, con fragmentos de elementos incongruentes que se unen para expresar un sentido o una historia que difícilmente podría narrarse con palabras.

Tras el ensamblaje viene la escultura de objetos hallados, en la que se alteran a propósito las formas de los objetos para crear una imagen determinada. Yo tuve en mi estudio durante meses un trozo de raíz de árbol que me recordaba a una figura voladora pero que no tenía cabeza. Esta fase del proceso es como el juego de los niños pequeños, para quienes un trozo de cualquier cosa cobra mucho sentido. Un buen día, dando un paseo, encontré la cabeza: un trocito de madera trabajada por los elementos, que me parecía la cabeza de un pájaro. Uní las dos piezas con una madera flexible tras tallar pedacitos de madera para hacer más nítida la figura de cabeza de pájaro que veía en el objeto. Lentamente, fue surgiendo la figura pero estuvo parada casi un año hasta que se me ocurrió cómo hacer que pareciera que volaba. La miraba día tras día hasta que vi claro que podía

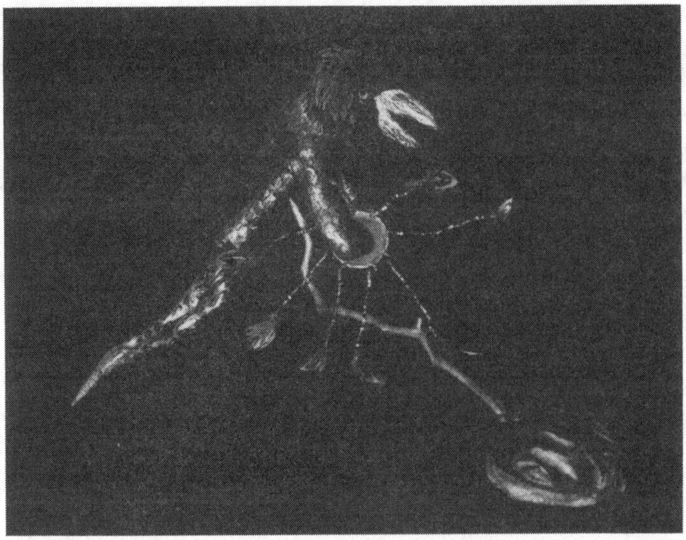

EL CONOCIMIENTO DE LA ESCULTURA 51

Fig. 1. El tambor del chamán *(madera pintada, materiales diversos).*

hacerle un agujero e insertar un palo, anclado en un taco de masilla para madera, un producto que se encuentra en las ferreterías y que se usa para rellenar las grietas de los muebles o molduras de madera. Embellecido con plumas y un tambor hecho con la tapa de un estuche para rollos de película, alambre y cuentas de cristal, se convirtió en *El tambor del chamán* (fig. 1).

En esta pieza, que evolucionó a lo largo de varios años, trabajé de una manera más bien indirecta. Cada vez llegaba hasta la fase de «no sé» y paraba. La espera paciente es, a veces, una parte esencial de la creación de imágenes, simplemente descansar en el no saber y tener la confianza de que, en algún momento, si mantengo mi conexión con una pieza y no la abandono, acabará por llegar la resolución.

La escultura directa con arcilla

La arcilla es un medio muy bueno para llegar a conocer la experiencia visceral. Las experiencias fuertes, instintivas, se prestan a la expresión con este material tan sencillo, que no requiere instrumentos sino que puede trabajarse directamente con la presión de las manos. Si quieres entrar en contacto con tus entrañas, la arcilla, que es resbaladiza y oscura y recuerda la tierra o incluso el excremento, procura un tránsito rápido.

Cubre la mesa de trabajo con un hule, con una vieja cortina de ducha o con un trozo de lienzo y, al terminar de trabajar con arcilla, sacúdelo y dóblalo, simplemente. No hace falta que lo laves. Guárdalo para la próxima vez. La arcilla puede comprarse en las tiendas de alfarería y cerámica, así como en papelerías y tiendas de materiales de arte; y para tu propósito en este momento, la más barata te irá muy bien. Si se guarda en una bolsa de plástico herméticamente cerrada, puede usarse indefinidamente. Si se endurece, mete una esponja húmeda en la bolsa y la arcilla absorberá la humedad.

Corta un buen puñado de arcilla. Siéntate a trabajarlo, tenlo en las manos, arráncale pedazos, amásalo y fíjate en tu respuesta. ¿Te vienen a la cabeza palabras como baboso, escurridizo, sucio, sensual, dócil, suave, cremoso? Presta atención a tu respiración y a tus entrañas. ¿Qué sensaciones despiertan en ti? Deja que los recuerdos, los sentimientos o los pensamientos aparezcan y se desvanezcan en tu mente mientras trabajas con la arcilla. Cierra los ojos. Sitúa tu percepción en las manos y luego en los hombros y en la parte baja de la pelvis. Trata de tocar la arcilla primero suavemente y después con más fuerza. Fíjate en cómo te sientes mejor, qué te requiere menos esfuerzo. Continúa con ese tipo de movimiento, esa forma de tocar. Observa cómo puedes adaptar tu método hasta encontrar lo que te va mejor. ¿Qué experimentas al ponerte de pie y aplastar la arcilla con los pies? ¿Y al apretarla entre los dedos? ¿Y al enrollarla o aplastarla hasta dejarla lisa?

¿Hay una imagen que está pidiendo que la hagan? Si es así, síguela tratando de concentrarte en tu propia respiración. Si la imagen cambia y se transforma a medida que trabajas, déjala convertirse en algo distinto. La naturaleza maleable de la arcilla es un magnífico reflejo de la mente y del interminable ir y venir de las imágenes. ¿Surgen unas voces que te dicen: «No lo pongas todo perdido», «No te ensucies», «No juegues con barro»? Si ocurre, pregunta: «¿Y por qué no?» A ver qué te contestan. ¿Es una respuesta satisfactoria? Si te parece bien, añade un poco de agua a la arcilla para convertirla en auténtico barro. Lo puedes hacer en una vieja fuente de hornear o en un barreño. ¿Qué significa para ti la experiencia del barro? Cuando te parezca que ya has terminado, deja que se asiente la arcilla en el recipiente, vierte el agua sobrante, pero ten cuidado de no echarla por desagües en los que pueda posarse la arcilla y producir un atasco. Escribe en tu diario esta experiencia si te surgen recuerdos o sentimientos.

Si al trabajar la arcilla haces una imagen que deseas conservar, déjala secar, sencillamente. Incluso sin cocerlas en un horno, las piezas de arcilla duran indefinidamente. Una vez secas pueden pintarse con pinturas acrílicas o recubrirse con una mezcla mitad cola blanca y mitad de agua para dotarlas de una película protectora. Yo he conservado sin deterioro durante más de quince años algunas piezas de arcilla sin cocer. Con todo, la arcilla es indefinidamente reutilizable: si quieres hacerlo, no tienes más que romper en pedazos la arcilla seca y ponerla en remojo en agua. Deja evaporarse el agua hasta que la arcilla esté maleable y vuelve a trabajarla.

Si has creado una imagen que expresa una experiencia traumática o dolorosa, considera la posibilidad de colocarla, una vez terminada, a la intemperie, donde puedas ver cómo vuelve a la tierra, llevándose consigo tu dolor. Con el tiempo, la lluvia y el viento irán gastando lentamente la imagen hasta que desaparezca. Trata de tener la clara intención de dejar marchar el dolor asociado a la experiencia. Mira a ver si puedes imaginarlo calando en la tierra para ser reabsorbido y liberado. Esta meditación tiene gran valor para hacer más comprensible el retorno de todas las cosas.

Reflexiona sobre tu experiencia con la arcilla. ¿Te proporciona la arcilla principalmente una experiencia cinestésica de tacto y movimiento? ¿Te sirvió trabajar con ella para relajarte al absorber tu exceso de energía o sentiste agitación en tus vísceras? ¿Despierta la arcilla viejos recuerdos, sentimientos o sueños? La arcilla, como todos los materiales para la creación artística, sirven para muchos fines. A medida que vayas conociéndola mejor, descubrirás que congenias perfectamente con ella... ¡o que no puedes soportarla! El mero hecho de conocer las propiedades fundamentales de la arcilla te permite tener otra opción y otro cauce cuando surjan ciertas imágenes. Yo no uso arcilla con frecuencia, pero en los capítulos 12 y 16 explico dos casos en que la arcilla fue absolutamente necesaria y me alegré de tener una bolsa entera guardada.

La forma final de escultura que se presenta aquí está hecha de materiales sencillos y caseros: cinta de pintor y papel de aluminio. Aprendí este método de mi amigo, artista y arte-terapeuta, Don Seiden, que ha hecho tanto piezas pequeñas como esculturas de tamaño natural con cinta de pintor y papel del aluminio. Este método es especialmente efectivo para crear figuras, ya que se unen con la cinta adhesiva los elementos, formados con aluminio retorcido. El aluminio puede ser el más barato del mercado, pero la cinta tiene que ser de muy buena calidad para que pegue bien. Las figuras resultantes se pueden doblar o inclinar. Una vez que hayas colocado la pieza de la forma que te guste, usa pintura acrílica para darle vida. También pueden usarse tejidos y otros materiales para embellecerla, pero la pintura es suficiente de por sí.

Empieza con una figura humana o animal sencilla y deja que evolucione tu personalidad a medida que la creas. Quizá quieras crear un ambiente o un compañero para la primera figura. Estas esculturas se prestan a la narrativa. Mira a ver si te surge una historia a medida que modelas las figuras. Todos nosotros tenemos un elenco de personajes internos. El esculpirlos es una forma de llegar a conocerlos, honrarlos y respetarlos. ¿A quién querrías conocer mejor, con quién querrías jugar o de quién querrías aprender, de los que viven en ti?

Lleva cierto tiempo modelar esas imágenes. Cualquier proceso que lleva tiempo pero que no requiere pensar demasiado te permite recrearte más en la imagen y absorber el mayor número de los matices de su significado. Estas figuras pueden ser tótems que personifiquen una cualidad que quieres desarrollar o comprender. Declara tu intención a la figura y pregúntale qué necesitas para ayudarla: quizá un escenario, quizá un templo. Explora la historia y el mito de tu figura —juguetona como un conejo, fuerte como un toro— y déjalos surgir con el tiempo.

En mi trabajo, los personajes que surgían independientes al principio luego acababan formando una escena* juntos (fig. 2). El perro y el demonio los hice para distintas demostraciones, pero después de cierto tiempo, pidieron un hombre dormido y, aun después, un ángel. Tardé varios años en terminar mi escena *Noche del alma*, que alojé en una caja de cartón de la tienda de alimentación, recortada y pintada. Todas las figuras están hechas con papel de aluminio y cinta de pintor, aunque embellecidas con algunos objetos hallados. El fuego es de aluminio pintado, sin cinta.

No te inquietes si haces una figura muy deprisa y luego se pasa mucho tiempo sin dejarse pintar y sin contar su historia. Confía en que está desarrollándose un proceso, aunque no seas consciente. Presta atención a la figura, tómala en la mano de vez en cuando, y recuerda tu intención. Fíjate en si estás tú mismo evitando terminar la figura y hazle saber a la figura que estás dispuesto a recibirla cuando quiera llegar. Escribe cualquier historia que se te vaya ocurriendo.

Una variante de este método consiste en usar venda empapada en escayola para cubrir un armazón de aluminio y cinta. La venda con escayola se puede conseguir en rollos, en las tiendas de materiales de arte y en las papelerías que venden material escolar. Corta la venda en tiras y mójala con agua. Luego envuélvela alrededor de tu pieza,

---

* La autora denomina a su escena «*story box*», cuya traducción literal sería «relato en una caja», pero en español parece suficientemente descriptivo «escena». *(N. de la T.)*

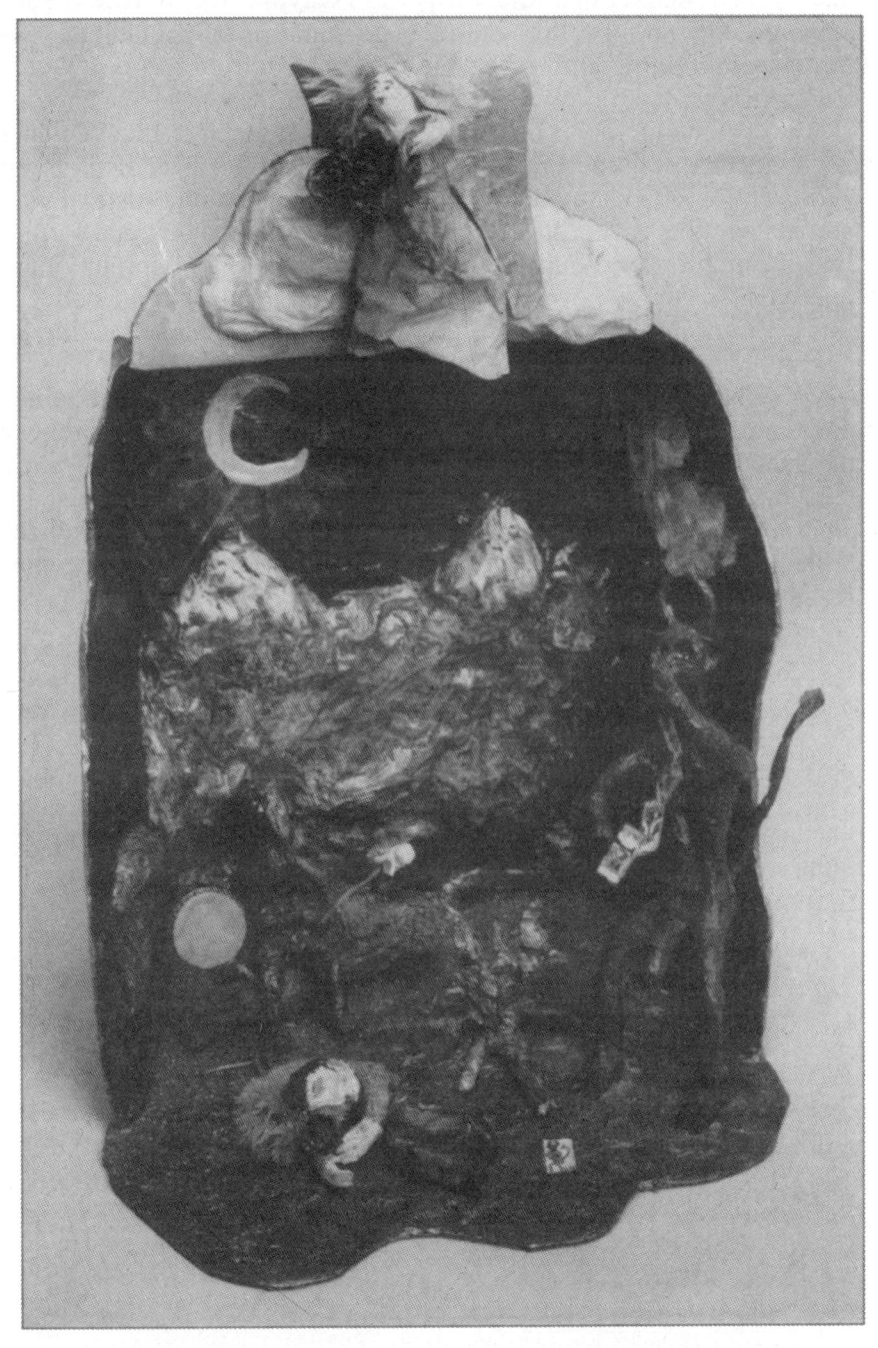

Figura 2. Escena: Noche del alma *(materiales diversos).*

alisándola a medida que la colocas. La escayola se endurecerá convirtiéndose en una escultura duradera con una superficie fácil de pintar. Se pueden incorporar rasgos adicionales a la figura con la venda con escayola.

Ahora ya conoces varios métodos con los que dar la bienvenida a tus imágenes. Algunos pueden usarse como forma de «entrar en calor» en cualquier momento, no sólo para la creación artística, sino también para hacer fluir la energía para cualquier tipo de trabajo creativo. La pintura, el dibujo o el modelado con arcilla, simples y sin objetivos, sirven como método de relajación y para lograr concentrarse. El ensamblaje y la escultura de objetos hallados constituyen un punto de partida para la exploración. Todos esos métodos pueden servir de base para conocer cualquier tipo de experiencia vital, emocional o de otra índole, que pueda surgir. Al experimentar y aprender qué materiales y qué tareas te resultan más placenteros, el alma encuentra nuevas vías para manifestar su sabiduría en tu vida. En capítulos posteriores aprenderás con mayor detalle cómo profundizar en las imágenes y cómo comprender y utilizar los conceptos gemelos de intención y atención.

Tercera parte

Contenido personal

CAPÍTULO SIETE

El conocimiento de los obstáculos

La luz de la mañana entra a raudales por las ventanas de la biblioteca de una vieja mansión que actualmente alberga el departamento de arte de un colegio universitario femenino de Nueva Inglaterra. El señor Marcus, el profesor, me pincha entre los hombros con el bastón: «¡Basta ya de pensar, pinte!», me grita. La modelo está sentada delante de mí; es una mujer corriente con largo pelo castaño y ojos grises. Lleva pantalones vaqueros y un jersey anaranjado. Miro a la modelo y trato de dejar que mi mano siga los contornos de su rostro. Cuando pinto, ando sobre la cuerda floja. No pensar me causa terror. La respuesta es mirar. Cuanto más miro, más veo. Me pierdo en la sombra bajo su ojo izquierdo; veo morado, verde, gris. Me olvido de pensar y pinto. De pronto noto que la gente se mueve a mi alrededor: la clase de tres horas ha terminado. Es hora de comer. El señor Marcus me hace un gesto de aprobación con la cabeza.

Cuando pinto estoy fuera de mí. No, estoy fuera de mi cabeza cuando pinto. Parece que por primera vez en mi vida me salgo de la torre de vigía que es, habitualmente, mi conciencia, y no se produce ningún desastre. Otra parte de mí está trabajando, una parte que no me resulta familiar, suponiendo que la conozca algo.

Descubro que pintar apaga mi modo habitual de ser, pensar, analizar, juzgar. En realidad, hasta que empecé a pintar, nunca me di cuenta de todo lo que me absorben esas actividades, de lo poco que miro el mundo que me rodea. Pinto mucho. Copio cuadros de grandes artistas. Alguno de los otros profesores llaman a esto, de broma, «la clase de falsificaciones del Sr. Marcus», pero cuando copio un cuadro casi desconocido de Picasso con una matita de tomates que crece en una lata, aplico la pintura de una manera que no sabría hacer yo sola. Esos trazos son frescos y libres, como si estuviera bailando con Picasso y me dejase llevar por él. Me siento segura, como le ocurre a un niño miedoso cuando sigue los contornos de un dibujo.

Lo que más pinto son retratos. Pido a Bill, el guarda nocturno de los edificios del departamento de arte, que pose para mí. Tiene su mesa en el vestíbulo, y allí está por las noches, mientras los estudiantes van de un lado a otro a sus asuntos. Cuenta chistes trillados y me recuerda un poco a mi padre; tiene uno de esos rostros labrados por el tiempo. La tarde en que hemos quedado, llego con mis pinturas y un lienzo recién colocado. Bill se ha puesto corbata y se ha peinado cuidadosamente el escaso cabello gris sobre la calva. Está rígido y no sonríe. Termino el retrato en una sesión. No presto mucha atención al torso de Bill; ni a la camisa color burdeos, de vestir, ni a la corbata de cuadros, que esbozo sin entrar en detalles ni en matices. Me concentro en la cara. Bill tiene un aspecto mucho más serio y severo que de costumbre, pero no puedo cambiar eso. Si trato de decidir qué tipo de efecto quiero, algo se rebela y el resultado no funciona. No puedo mentir en un cuadro, no tengo esa habilidad. Lo que pinta no es mi mente en su estado habitual. Una vez que he plasmado la imagen, ya no puedo suspender el juicio, ya no puedo dejar de pensar. Así que pinto reteniendo la respiración, temerosa de perder mi efímero pasaporte para el proceso. No compongo, no hago fondos, no puedo permitírmelo. Escojo a personas que me interesan, que tienen una cara o una energía que me atraen. Escojo a gente que se encuentra a gusto con su cara. Pero en el momento, desconozco todo eso.

Pero sí que sé que cuando viene a posar Pat Geohagen, mi profesora de cerámica, se ha rizado el pelo, se ha puesto rímel y un jersey con mucho estilo. No sé qué hacer. Me gusta con tierra entre las uñas, con los pantalones llenos de arcilla y la camisa rasgada, el pelo recogido descuidadamente con un pañuelo, bolsas bajo los párpados tras una larga noche de café, cigarrillos y de cocer arcilla en el horno de gas. Pero es mi profesora y me hace un honor no sólo con venir a posar, sino con querer presentarme su «mejor» cara. Así que sonrío y empiezo a pintar. El retrato la representa un poquito tiesa, con la cara como compuesta para una foto. Como para Bill, posar para un retrato es algo importante para Pat. Claro que lo es, pero yo no pienso en eso. Las «mejores» caras no son sobre lo que yo necesito aprender, no es lo que busco. Mi propia mejor cara es como una máscara de porcelana. No es que esté muy bien hecha. Estoy segura de que para todo el mundo tengo una cara muy corriente. Pero la cara que presento al público trata de acercarse a la perfección. Y eso me está matando. Lo que yo necesito pintar no es una cara, en realidad, sino un alma. La verdad, sin artificio ni fingimiento. Ya tengo bastante de eso.

   Acabo frustrada con el retrato de Pat, pero a ella le gusta, o eso dice, y se lo doy de buen grado. Estoy atascada. No encuentro otras palabras para expresar el problema. Hay algo que necesito obtener al pintar a personas, pero no sé cómo se llama ni cómo pedirlo y mis modelos, al arreglarse para posar, no me lo dan. Entonces se me ocurre: Chris Osage. Admiro a Chris, licenciada en historia del arte que se ha matriculado en algunos cursos de arte. Es mayor que yo, alta, cadavéricamente delgada, con una cara preñada de amenazas. Es una amenaza callada, nada de bravuconería. Dice lo que quiere y le importa un rábano lo que piensen los demás. Chris acepta posar para un retrato con la condición de que no le haga ponerse de veinticinco alfileres. Aparece con unos vaqueros sucios y un jersey verde zarrapastroso con quemaduras de pitillo. No lleva maquillaje y ni siquiera se ha peinado. Se desparrama por la butaca más fea de la habitación, un sillón de plástico marrón, y fija en mí su habitual mirada ceñuda. Esto no va a poder ser tarea de una sentada, me digo. No puedo obtener todo lo que quiero en una sesión. El lienzo es de aproximadamente metro y cuarto de lado y el cuerpo es importante también, dice tanto como la cara; quiero la postura del cuerpo además de la expresión de la cara. Le digo a Chris que necesito más tiempo y quedamos en vernos de nuevo dentro de un par de días. Me siento a mirar el retrato. Lo que tengo, hasta ahora es fuerte y auténtico, una cara de verdad. La cara de una mujer, sin componer, que no busca la belleza, llena de tormentas de emoción que manan de un lugar interior. Pero el cuerpo... Por primera vez veo el cuerpo como una parte activa y expresiva, la fuente y el conducto de los sentimientos que leo en el rostro. Puedo dibujar el cuerpo. Tengo éxito con los dibujos del natural porque puedo ver la forma humana como un objeto, una colección de formas y líneas bellas. Pero no dibujo la cara del modelo vivo. El dibujo del natural es sobre la belleza abstracta de la forma humana, no sobre la personalidad. Quiero conseguirlo todo en un cuadro al mismo tiempo, pero no sé cómo. Pintar es una vía de conocimiento. Si sigo pintando, quizá llegue a saber qué es una cara sincera para mí. Quizá consiga vivir en mi cuerpo.

   El problema es que tan pronto como me siento ante un lienzo a medias, empiezan las voces. Voces que critican y condenan, que se mofan de mis esfuerzos, voces unidas a unos ojos que no ven más que fallos. Impiden el proceso de inmersión, me despellejan y me destruyen. El brazo es demasiado largo, el ojo izquierdo se va... algo está mal. El problema es que una vez que miro un fragmento de la pintura y trato de retorcarlo, lo destrozo. El brazo se separa emocionalmente del resto de la figura. Me siento debilitada por el coro de voces que rápidamente inicia una cantinela burlona: ¿Por qué haces esto? ¿A dónde te lleva? Necesitas un trabajo, el arte no es trabajo, no tienes derecho a hacer esto. ¿Por qué pintas? No tienes ni idea de lo que estás haciendo. Acabo por arrojar el pincel y huir. Estas son las voces de costumbre, mi diálogo interior, afiladas por tantos años de críticas, de buscar defectos como forma de sentirme a salvo. Pintar debe de ser muy peligroso puesto que trae esas voces con toda su fuerza.

Voy al encuentro con Chris para la segunda sesión cuando veo media botella de vino matarratas en el alféizar, un resto del fin de semana. Es malo y está caliente, pero un vaso quizá me ayude a relajarme. Me sirvo medio vaso, me lo bebo y me llevo la botella. Lo único que tengo que hacer es pintar la parte inferior del cuerpo de Chris y la espantosa butaca. No voy a meterme con la cara ni las manos. Chris bebe también un poco de vino y deja que su cigarrillo se queme en el cenicero de metal. A medio camino de mi tercer vaso, noto que estoy pintando y que las voces son más débiles, y suenan chillonas y alejadas, como un disco viejo que sonase en otra habitación. Triunfo. Declaro terminado el cuadro esa noche y me voy a mi cuarto a dormirla.

Al día siguiente me despierto malhumorada, con un dolor como si me golpeasen la cabeza y la boca reseca. El retrato de Chris es seleccionado para una exposición de obras de los estudiantes. Durante un mes mira amenazador sobre la barandilla de madera de la gran escalera que lleva al segundo piso del edificio. Los profesores me dicen que es muy bueno. No entienden por qué es el último retrato que pinto ese semestre. Crecí con un padre lleno del falso valor que da el alcohol. Le oía hablar de sus sueños y le vi terminar rodeado de sombras. Que me muera si bebo para pintar. Tiene que haber otra forma. No tengo ni idea de cuál pueda ser. Estoy furiosa sólo de pensar que el vino haya podido ayudarme, que el retrato haya resultado bueno. Reconozco un mal negocio a primera vista.

Aun así, cuando pinto toco algo que está vivo y es real, como cuando entras en un río de agua fría y te espabilas de la impresión. Quiero saber cómo llegar a ese lugar. La bebida me da la ilusión de ese lugar. Con unas cuantas copas, puedes estar plantado en medio de una meada caliente y figurarte que estás en un río helado. Sé que si hubiera empezado el retrato de Chris bebiendo desde el principio, probablemente no habría salido bien. Las críticas disipan el estado de fluidez, pero lo que ocurre con la bebida es que, una vez que se pasa el efecto, sube el volumen de las voces críticas. En un instante vuelvo a encontrarme en el lecho cuarteado de un río seco, con los buitres describiendo círculos sobre mi cabeza.

El pintar me despierta, el olor del aceite y de la trementina, el acto voluptuoso de embadurnar pintura en una superficie flexible y elástica. Un rato después de dejar de pintar, mi visión sigue siendo vívida. Noto el grano de los paneles de madera que cubren las paredes, la superficie pulida de la barandilla bajo mi mano al bajar la escalera, siento el peso de la puerta de hierro fundido cuando salgo a la luz del día, el cual, al menos por un rato, veo con una claridad casi dolorosa, pero que es alegría. Esto es lo que quiero en mi vida y sé que el alcohol es moneda falsa. De cuál sea el precio real de la claridad, no tengo ni idea, pero estoy segura de que lo pagaré.

*****

Aunque no pude darle nombre durante muchos años, al pintar me enfrentaba al poder del crítico interior que controlaba y limitaba mi vida. Esta fuerza que hace frente al deseo de crear está dentro de cada uno de nosotros. En general, el crítico no aparece con toda su fuerza hasta que uno se encuentra en una situación en que tiene la oportunidad de hacer lo que quiere, que a veces es muy importante y lo ha escogido uno mismo, algo que supone un riesgo. A mí, esto me ocurrió en la universidad, cuando pude escoger los estudios que quería hacer. Antes, el crítico mantenía un cierto grado de cháchara emponzoñada en respuesta a mi vida cotidiana. Al empezar a dedicarme al arte, el volumen aumentó. Al principio, cuando tuve el atrevimiento de escoger el arte, experimenté una emocionante sensación de libertad, pero muy pronto surgió la resistencia.

Quizá tu crítico interno apareció cuando empezaste a probar los métodos de los primeros capítulos. Quizá, como me ocurrió a mí cuando pinté a Chris, sentiste cierta resistencia a seguir. ¿Te encontraste descubriendo que había cosas más importantes que hacer que la creación artística? Poner la lavadora o hacer unos recados pueden adquirir de repente una gran importancia. ¿Se interpusieron en tu camino la comida, la bebida o el uso de otros productos? ¿Y eso de encontrar de repente que las necesidades de los demás eran más urgentes que la tuya de pintar o dibujar? Si descubriste que habías perdido interés inexplicablemente o que no estabas encontrando tiempo para la creación, después de haberla disfrutado al principio, estaba surgiendo tu crítico interior. Para algunas personas, el crítico es muy activo desde el principio. Has visto y oído su poder cuando te has decidido a escribir o actuar o esculpir y luego no has continuado con ello.

El crítico interior es en cierto modo universal y no tiene nada que ver con el arte ni con la creatividad como tales. El crítico surge realmente del hecho de que las actividades creativas nos espabilan y nos llevan al conocimiento. El crítico nos dice: «No aprendas, puedes enterarte de algo horrible sobre ti mismo, no vayas a ese río de la vida, podrías ahogarte». En realidad, el conocimiento es peligroso porque conduce al cambio. Los cambios en nuestra percepción, los cambios sobre cómo vivimos nuestra vida, los cambios en nuestras relaciones nos dan miedo. Vivir es cambiar. Y por muy positivo que sea el resultado final, el cambio suscita a veces sentimientos de pérdida e incluso de muerte. Frecuentemente, tratamos de luchar contra el crítico con el alcohol o las drogas, para cobrar valor, o tratamos de negar su presencia buscando grandes éxitos o, por el contrario, no aspirando a nada. Nos avergüenza nuestra resistencia, la llamamos pereza o algo peor. Nos menospreciamos por no triunfar o bien consideramos un «éxito» la seguridad y comodidad de una vida corriente.

En lugar de todo eso, piensa en empezar a respetar la resistencia, a considerar la posibilidad de conocer al crítico. El crítico tiene información muy valiosa. Él es quien guarda nuestros temores más profundos; la resistencia nos muestra que estamos en el buen camino. Si adoptamos un punto de vista distinto, podemos considerar que nuestro crítico trata de ahorrarnos el dolor del cambio, la vergüenza del miedo. Nuestro crítico nos desanima de hacer cosas que percibe como peligrosas.

Declara tu intención de conocer a tu crítico. Admite que aunque algunas personas reales —padres, profesores u otros— te hayan criticado, existe una versión interna del crítico. Nuestro propósito aquí no es decidir quién tiene la culpa, algo que no hace más que fortalecer nuestra prevención, sino afrontar nuestra faceta autocrítica, que tenemos la capacidad de cambiar. El centrarnos en las críticas reales que hemos intercambiado con otras personas es una forma de sondear a nuestro crítico personal. Trata de recordar un caso de desánimo o de crítica. Cierra los ojos y céntrate en la sensación, las palabras, el escenario de la experiencia. Trata de centrarte en el tono de voz y deja que surja la imagen. Si es una persona real, deja que se intensifique la imagen hasta que desaparezca la personalidad y prevalezca la imagen: por ejemplo, una profesora con aspecto de bruja, ya no es la Sra. Smith, sino una bruja, esa es la imagen que tú guardas. Una

EL CONOCIMIENTO DE LOS OBSTÁCULOS   65

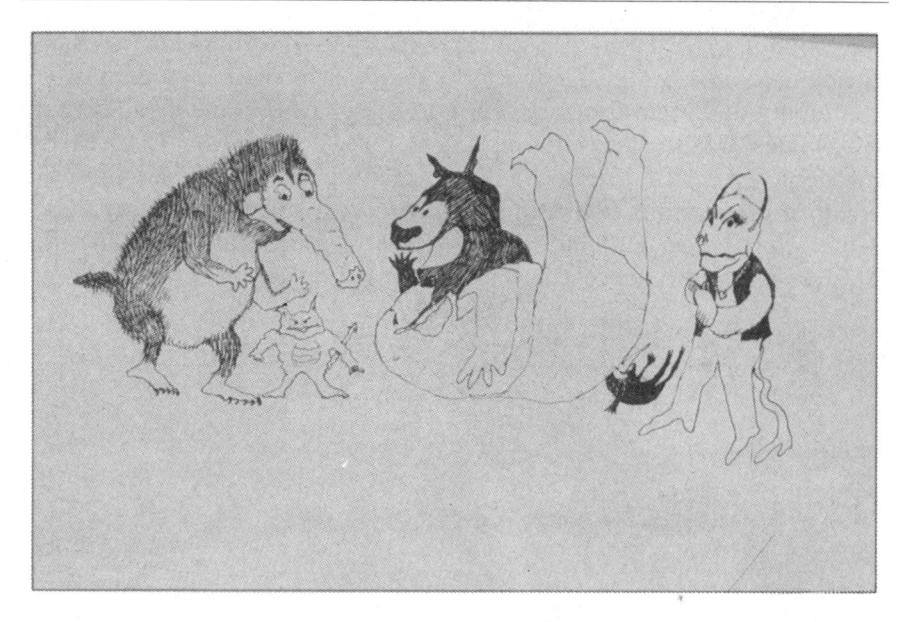

Fig. 3. Críticos *(tinta).*

vez que la imagen se hace presente, acéptala y reconoce los temores y otros sentimientos que te infunda. Declara tu intención de crear una imagen y luego hazlo: dibuja, pinta o escúlpela, tratando de ser tan fiel como sea posible a la imagen que tienes en tu interior.

Siéntate a contemplar esta imagen del crítico. ¿Qué temores refleja? Presta toda tu atención a tu crítico. Trata de recibir su mensaje. ¿De qué clase de dolor trata de protegerte? Cuando estés listo, declárate a ti mismo y al crítico cuánto estás dispuesto a arriesgar. Si es muy poco, dilo. Agradece a tu crítico tu esfuerzo por protegerte. Declara tu intención de ser comprensivo con tus propios miedos y promete dialogar con tu crítico cuando se deje oír, reconociendo que puedes decidir cuánta protección deseas en realidad y cuánto riesgo estás dispuesto a asumir.

Yo descubrí que albergaba todo un comité de críticos (fig. 3). Hay una muy desagradable que da golpecitos con el pie y mira el reloj. Estoy perdiendo el tiempo cuando me dedico a la creación, insiste. Pero la mayoría de mis críticos se ríen. Aprendí que mis peores temores se referían a hacer el ridículo, a cometer errores y a que no me tomasen en serio. Es como si mis críticos dijeran: «¿Tú? ¿Tú crees que tienes algo que decir? ¡Qué risa! ¡Te crees que tienes derecho a sentirte tan viva, ja!». Tenemos la obligación de estar lo más vivos que podamos, de dar lo que sólo nosotros podemos dar. El arte es una forma de conocer nuestro don y de aprender a darlo a los demás.

Cuelga de la pared tu imagen del crítico. Ahora que está fuera de ti, puedes desarrollar una relación más consciente. Llegará un momento en que tu crítico madure y cambie también, y se convierta en un amigo comprensivo que te ayudará y te dirá cuándo debes seguir trabajando y cuándo debes sentarte y esperar. De momento, límitate a intentar aceptar a tu crítico tal como es.

CAPÍTULO OCHO

El conocimiento del trasfondo

Estoy en la galería de mi apartamento, esperando que llegue hoy, por fin, con tres días de retraso, el instalador del teléfono. Una mujer mayor se detiene al pasar con la compra y se inclina hacia mí. «A la última chica que vivió en este apartamento del bajo, la violaron —me dice, acercándose a mí lo suficiente como para que vea sus dientes amarillos e irregulares—. Cierra bien todas las ventanas.» Hace un calor agobiante, pero siento un escalofrío en la espalda cuando reanuda su ascensión por las escaleras. Mi padre no me habla desde que me he cambiado de un colegio universitario respetable, renunciando a una beca completa, para asistir a una escuela de arte. Nadie de mi familia entiende por qué hago esto y ahora que lo estoy haciendo, tampoco lo entiendo yo.

La competición en la escuela me aturde. No es un lugar seguro para experimentar o explorar. Estoy estancada en una perpetua lucha conmigo misma sobre el arte. ¿Qué sentido tiene hacer cuadros? Hacer arte para colgarlo en los muros de una galería no tiene ningún sentido para mí. No es ese mi objetivo. Pero no encuentro alternativa y nadie más parece formularse esta pregunta. Voy cubriendo el expediente, tomo clases, en su mayor parte sobre cosas de las que ya sé algo, dibujo figurativo, pintura, cerámica. En ninguna de ellas me siento a gusto. Rara vez tengo la sensación de inmersión en el proceso que recordaba vagamente de mis experiencias anteriores con la pintura.

El vislumbre que había tenido de la creación artística como forma de ver se me escapa ahora. Necesito los ojos para ver el peligro: los atracadores en la calle, unos profesores lujuriantes en sus críticas e, incluso, como sugiere mi vecina, violadores en mi diminuto apartamento. Sueño con ratas gigantescas que bailan debajo de mis ventanas. El sentirme en peligro me impide trabajar a fondo. En lo único en que me arriesgo es en una serie de autorretratos que no muestro a nadie. Mis compañeros están entusiasmados con la idea de llegar a ser artistas y pasan mucho tiempo perfeccionando el papel y el aspecto. También yo hago algo de eso: compro en tiendas de segunda mano y troto por ahí con unas grandes botas. Pero la escuela de arte me parece más un lugar para poner en práctica fantasías que para encontrar el sentido de la vida.

Y entonces encuentro sus libros. Libros sobre la arte-terapia, donde se describe cómo entrar en el mundo interior, inconsciente, y explorarlo a través del arte. Esto me convence, aunque no sé por qué. Supongo que la autora, Margaret Naumburg, ha muerto, porque sus libros, que encuentro en la sala de consultas de la Biblioteca Pública de Boston, están todos agotados. Un día, por pura coincidencia, oigo, en el vestíbulo de la escuela, que sirve también de galería y de sala de reunión, a una mujer que dice a otros estudiantes que Margaret Naumburg está impartiendo un seminario en casa de alguien en Brookline. Abordo a esta estudiante y le pido más información. Sé que piensa que soy una maleducada (aunque después se convierte en mi mejor amiga). El seminario ha terminado, me dice, pero sí, esta mujer vive y vive, además, en Boston, jubilada ya del ejercicio de la arte-terapia en Nueva York. Me siento jubilosa. Escribo a Naumburg y vierto en la carta todas mis frustraciones con la escuela de arte. Le digo cuánto me han conmocionado sus libros. Varios días después me telefonea y me invita a ir a verla; me sugiere que lleve algo de mi trabajo.

«Esta no eres tú», dice con firmeza, mientras hojea mi carpeta de dibujo, sentada frente a mí. Es una mujer mayor de poca estatura y robusta con unos ojos azules intensos y acuosos y una voz vivaz, como un gorjeo. Lleva el cabello recogido en un moño del que se escapan finos mechones que le aureolan la cara y que, de vez en cuando, quedan pillados en la comisura de sus labios. Se los aparta mientras habla. Lleva unas complicadas pulseras que tintinean cada vez que pasa una lámina. Miro la serie de autorretratos mientras ella los contempla con atención, uno a uno. Son representaciones rígidas y controladas con colores fantásticos aplicados de forma vacilante. El cuello, demasiado largo, expresa asfixia, la cabeza se esfuerza por liberarse de un cuerpo ausente. Estos dibujos no representan mi verdadero yo, dice Naumburg. Me siento aliviada al oírlo. Espero que mi verdadero yo, como quiera que sea, no sea tan desgraciado como aparezco en esos dibujos. Con objeto de llegar a mi verdadero yo, sugiere que pruebe unas técnicas que ella ha desarrollado para llegar al mundo interior de los sentimientos inconscientes. Como Freud, Naumburg cree que los temores y los deseos residen en el inconsciente. Como Carl Jung, cree también en símbolos universales que unen a toda la humanidad.

Tengo que poner en remojo en la bañera una lámina grande de papel para acuarelas, luego clavarla sobre un tablero y colocarla en un caballete; tengo que usar pintura acrílica y brochas grandes y pintar. Hacer un trazo, dice, y ver qué pasa. Dejar que el cuadro se pinte solo. Si tengo un sueño, mejor que mejor: con los mismos materiales, tengo que tratar de representar el sueño. Estoy agradecida por esas instrucciones, curiosamente, mucho más concretas que ninguna de las que me han dado en la escuela. Cuando termine una pintura, tengo que escribir mis asociaciones de ideas en relación con ella en un cuaderno de hojas sueltas. Tengo que dividir cada página aproximadamente en dos, el lado derecho para mis reacciones inmediatas y el otro para futuros pensamientos o percepciones. Dejo la casa de Naumburg muy animada. Quizá el destino me llevó a la escuela de arte para que estuviera presente cuando tuviera lugar aquella conversación sobre su paradero.

Esa noche sueño que estoy corriendo por una playa. Cae la tarde, que resplandece con luz dorada. Llevo gruesa ropa de invierno. Jack, un conocido mío, está más allá, en la playa; lanza una pelota al aire y la atrapa con una manopla. Está vestido totalmente de azul y de espaldas a mí. La arena de la playa y el agua del mar se funden en un oro brillante, las olas relumbran, pero por encima de nosotros, el cielo está casi oculto por bandadas enormes de pájaros negros que vuelan y vuelan en sentido opuesto. Al principio, la escena me parece bellísima y me siento emocionada y llena de gozo. Pero hay demasiados pájaros en el cielo y no puedo dejar de correr. Siento que no puedo dominarme. ¿Estoy volviéndome loca? Jack se gira y me ve, pero no parece darse cuenta del peligro que corro. Me grita despreocupado: «¡Cuidado con el agua!». Está bastante lejos de mí y no se da cuenta de que voy descontrolada. Al final, me caigo gritando. Pierdo el conocimiento mientras el agua me levanta y me golpea contra el fondo arenoso. Al fin dejo de esforzarme y el mar me arrastra suave pero insistentemente hacia la muerte, mientras el aleteo incesante de los pájaros continúa en el cielo.

Cuando logro despertar, me dispongo a seguir las instrucciones de Naumburg, sorprendida por la nitidez de las imágenes de mi sueño. Arranco varias hojas de papel de acuarelas de un bloc y lleno la bañera de agua tibia. La superficie del papel se ablanda al mojarse. Preparo una paleta con sólo unos pocos colores: amarillo ocre para la arena, varios matices de azul y negro para los pájaros. Con el papel en el caballete, empiezo a pintar. No estoy completamente despierta, sigo con la camiseta con que he dormido. El sueño me tiene atrapada. Aplico una capa de ocre. Las grandes brochas son difíciles de manejar. Siento el rodar de las olas, las oigo chocar mientras pinto el mar. Los pájaros son formas sencillas, las pinto rápidamente superponiendo las siluetas. Aprieto el tubo del marrón y esbozo las dos figuras, yo corriendo y Jack lanzando la pelota al aire. Tomo otra hoja de papel para pintar la siguiente escena: el sueño tiene un sentido secuencial que debo conservar. En esta hoja, una de las olas me ha arrastrado al fondo y Jack se ha vuelto hacia mí.

Estoy de nuevo pintando, dirigida enérgicamente por las imágenes del sueño en lugar de por un modelo vivo, como en otros tiempos. Me contienen y dirigen las instrucciones de Naumburg. Me relaciono con algo que está lleno de energía. Termino el tercer cuadro, en el que no hay más que arena, mar y los pájaros en el cielo. Las figuras humanas han desaparecido. Poso los pinceles y me dejo caer en el sofá para mirar mi obra. Lentamente me va venciendo una sensación de náusea en la boca del estómago mientras contemplo las láminas clavadas en la pared y todavía goteando. La fuerza y la viveza de la experiencia del sueño reducidas a manchas y chafarrinones se enfrentan a mí. Mi crítico suelta una risotada burlona. Presentar una obra así a la crítica sería suicida; es poco menos que la obra de un aficionado. Sin embargo, no puedo negar la fuerza de las imágenes del sueño ni el sentimiento nítido de haber conectado con mi mundo interior al pintarlas. Recuerdo la indicación de Naumburg de que debo escribir las asociaciones de ideas. Tomo el cuaderno que compré para ello y empiezo a escribir, primero una descripción de las pinturas y luego, en el amplio margen izquierdo, lo que creo que significa. Escribo: «Me recuerda la muerte de mi madre, que estuvo cerniéndose sobre mí, como los pájaros, durante mucho tiempo. Durante ocho años estuvo enferma y la muerte estaba próxima con frecuencia. Cuando murió, me quedé fría y aturdida, como cuando el agua del sueño se deslizaba sobre mí. También yo morí entonces, en cierto modo... la sensación de estar eclipsada por la muerte sigue viva en mí. Nada puede disfrutarse plenamente porque en cualquier momento puede llegar la muerte y terminar con toda la felicidad. Más vale, parece, estar en guardia que disfrutar». También escribí: «Veo el océano como una fuente de renovación constante».

Escribir en el cuaderno constituye para mí una cuerda salvavidas entre las pinturas embadurnadas y el sentimiento de que todo tiene un sentido. Se supone que los cuadros hablan por sí mismos, pero la mayor parte de lo que veo en la escuela de arte es mudo y distante. Hablamos con palabras tales como «forma», «gesto» y «superficie», pero no del sentido, del contenido. La forma de mis cuadros es floja; esto no es arte en ningún sentido, pero el sentido que reflejan esas imágenes me vuelve a conectar, de nuevo, de un modo distinto, con el río que fluye debajo de mi vida cotidiana, el lugar del alma. En ese mismo instante me lanzo a seguir a Naumburg y la arte-terapia. Ella me ha dado algo que no había encontrado en la escuela de arte: un motivo para crear imágenes.

Durante los meses siguientes me lanzo a usar los métodos de Naumburg. Encuentro el río: es un torrente lleno de remolinos, tumultuoso, gris oscuro, que no perdona. Me veo arrastrada, sin aliento, por sus meandros, atrapada su corriente por las rocas que se esconden bajo la superficie espumeante. No es esto lo que esperaba. Pinto y dibujo y descubro que estoy rota por dentro. Dibujo una imagen que se repite en mi mente. Estoy llena de botellas rotas. Ahora trato de caminar, después de haber estado quieta durante una larga temporada, y los filos agudos del vidrio se frotan unos contra otros y me desgarran las entrañas. Este es el precio de la claridad. La imágenes que creo extraen el dolor, lo intensifican.

Naumburg me enseña el dibujo a base de garabatos. Tomo una lámina grande de papel, la pego a la pared con cinta adhesiva. Cierro los ojos. Tomo una barra de pastel, de cualquier color, y la dejo serpentear por la lámina en líneas que se superponen. Dibujo con el brazo flojo, desde el hombro; es el cuerpo el que habla, no sólo la mano, el cuerpo que ha estado enmudecido desde la infancia. Abro los ojos. Veo una imagen, uso todos los colores, añado lo que falta para hacer viva y nítida la imagen. Un garabato negro se convierte en una muchacha angustiada que se tapa los oídos con las manos crispadas. Titulo este dibujo *No quiero oírlo* (fig. 4). A pesar de las manos que tapan los oídos, oigo la voz razonadora de mi padre que dice que la enfermedad de mi madre no es excusa para las malas notas. Oigo a la monja que chasquea la lengua —«no dramatices»— cuando digo que no tengo una nota de mi madre cuando llego tarde al colegio. Mi madre, digo, está en el hospital, muriéndose.

Dibujo una persona en la cama bajo una manta de color rojo vivo. Tiene el pelo largo, la cara demacrada. Soy yo. Estoy muriendo la muerte de mi madre. Tiene los ojos vacíos, el alma ha partido. En la pared quedan los restos, fragmentos, memorias de una vida, una máscara, una pincelada de color.

No quiero esas imágenes. Me agotan, me asustan. ¿Es mejor que salgan, que estén fuera, en el papel? Hasta ahora he podido arreglár-

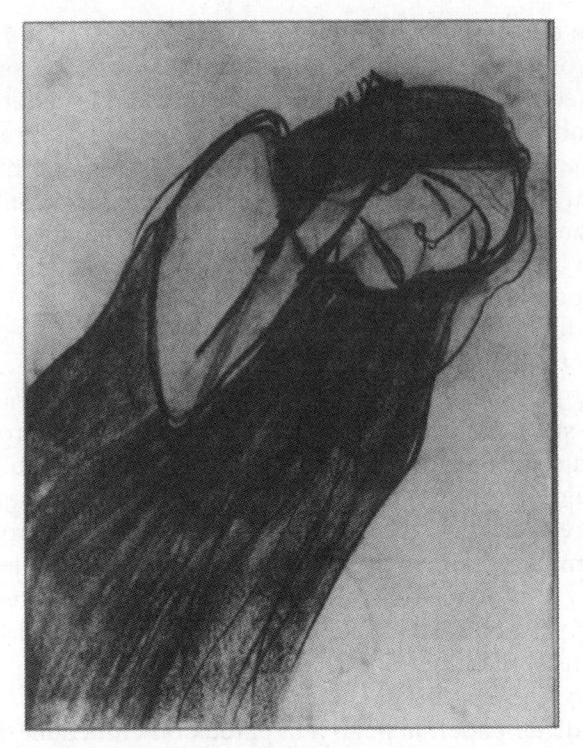

Fig. 4. Dibujo de garabatos: No quiero oírlo *(pastel).*

melas a fuerza de cuidado, haciendo solamente movimientos muy pequeños para que lo que está roto dentro de mí no me haga cortes demasiado profundos. El vidrio sirve para mantener esas imágenes fuera de mi conciencia, como los trozos de vidrio sobre una valla. Pero este campo cercado está dentro de mí, es mi núcleo, me separa del río para que no pueda llegar a él.

Soy una pequeña figura de color púrpura a la que empuña una enorme mano negra que surge de la nada del fondo de la lámina. Estoy forcejeando, luchando por liberarme y me estiro para llegar arriba, a la vida y la luz. Mi visión del mundo del más allá está en la esquina superior, rodeada de una línea amarilla que me deja fuera. La mano es poderosa, graciosa, incluso. La veo como una depresión, una enfermedad mental. Si dejo de luchar quedaré en poder de esta bestia negra (fig. 5).

Una noche, en el pasillo, encuentro un gato negro, peludo, con aspecto electrizado, con brillantes ojos amarillos. No hace caso de mis esfuerzos por echarlo de casa. Me espanta con su mirada intensa y espectral y con su quietud. Cierro la puerta con un escalofrío y

EL CONOCIMIENTO DEL TRASFONDO 73

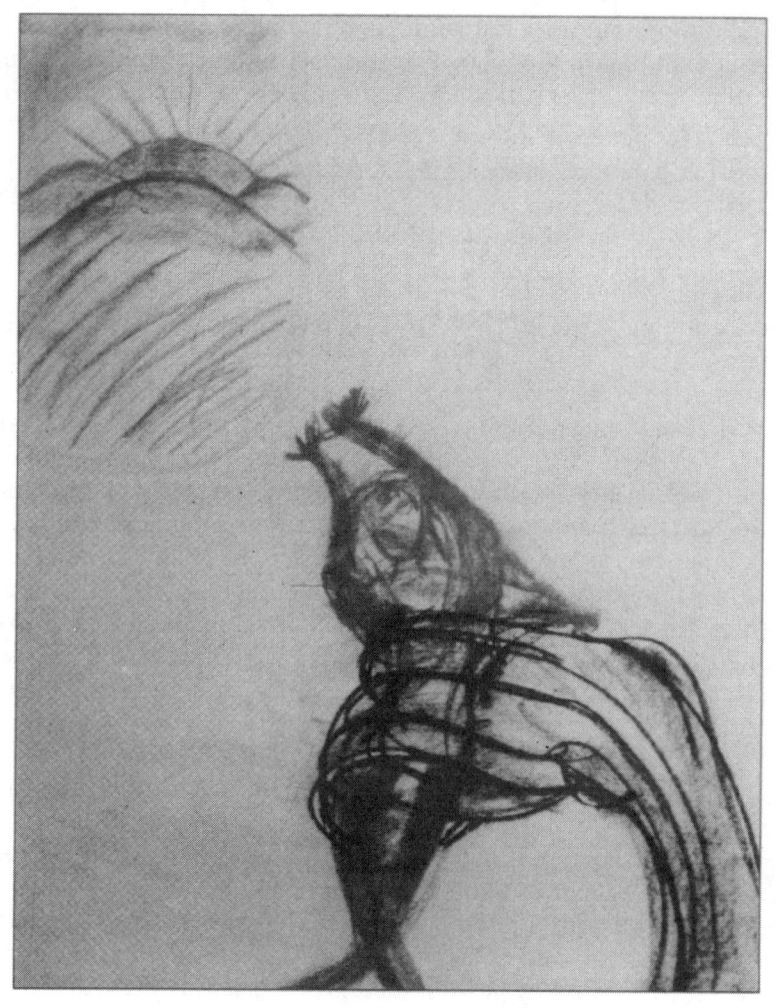

Fig. 5. Mano negra *(pastel).*

pinto una imagen para exorcizar mi miedo. Más tarde, cuando vuelvo a salir al pasillo, el gato ha desaparecido. La imagen capta la mirada fija, fría.

En otro dibujo, hay una figura llena de color sentada en una extraña silla negra. Tiene el cuerpo grácil y relajado pero pienso que tal vez esté loca. Su relajación es la de quien ha renunciado a la lucha por mantener una fachada. Tiene la cara multicolor y sonríe. Sujeta una máscara sobre un palo. La lámina me asusta y, sin embargo, hay algo juguetón en su extrañeza.

Una pintura empieza con algunas pinceladas en negro que se convierten en un pájaro preñado. Tiene la cabeza tensa hacia atrás; lucha por volar, pero pesa demasiado. Está cayendo en una hoguera. Está confuso y no quiere morir. Las llamas son tenues y están lejos; tendrá que caer durante un largo trecho. Veo al pájaro como mi madre, arrastrada a la destrucción por su papel de madre, que le dejaba poco espacio para otras cosas. Sin embargo, sé que mi madre amaba a sus hijos. ¿Y si el pájaro soy yo? Quiero volar y escapar de ser mujer, no me imagino como madre. Ser mujer es morir. Mi madre murió. Las mujeres no pueden elegir. No hay escapatoria para el pájaro. Su propio peso, el peso de la vida que lleva en sus entrañas le arrastra a una muerte entre las llamas.

Todas esas imágenes y más surgen en seis meses. Penetro en mi pasado por medio de la creación de imágenes y veo una película a cámara rápida con los subtítulos no reconocidos de mi infancia y adolescencia. Mi madre está enferma durante muchos años. Sufre estoicamente para no infligir dolor a los demás. Mi padre se dedica a cuidarla y a nuestro sustento. Yo soy una niña responsable, obediente y muy triste. Nada se expresa con palabras. Nadie habla de dolor, de miedo, de enfermedad ni de muerte. No se expresan los sentimientos. Cada uno parece estar ahorrando un sufrimiento al otro con no hablar.

Por tanto, no tengo palabras para esas imágenes. Se las presento a Naumburg y ella las acepta, lo que ya supone cierto alivio. Pero son enigmas para mí. Me cuesta descifrar los mensajes. Todo lo que queda sin expresar, lo almacena el cuerpo, como un álbum de recortes. El cuerpo registra lo que la mente niega. No conozco el lenguaje del cuerpo, de sentimiento e intuición. Sé pensar. Pero el pensar sin la guía del sentimiento y las sensaciones es como un frío cuchillo. Pensar sobre esas imágenes da miedo. Se burlan de mi vida de colegio, de mi trabajo y de mi autosuficiencia. Creo que dicen que, en el fondo, estoy loca. Creo que dicen que nunca escaparé de las garras de la depresión. Creo que dicen que ser mujer es una sentencia de muerte inapelable.

Naumburg no cree que yo esté loca. Me da miedo preguntarle por qué. Piensa que yo debería hacerme arte-terapeuta. Acepto su sugerencia. Confiada en la seguridad de Naumburg sobre mi destino, voy a la oficina de la escuela de arte y digo que quiero un empleo como arte-terapeuta. Alguien había llamado justo esa mañana, dice la alegre mujer que lleva la oficina, pidiendo uno. El trabajo es en un centro de postratamiento, se trata de un servicio que se da en los bajos de una iglesia a personas que han salido de los hospitales públicos.

La arte-terapia parece un pasaporte para salir de las aguas oscuras y turbulentas de mi río. Tal vez entienda por qué esas personas están locas y yo no.

*****

Cuando el contenido personal empieza a manifestarse, puede adoptar formas raras y crípticas. Los métodos que se describen aquí te permitirán sumergirte bajo la superficie de tu vida cotidiana. Serás capaz de ver el contenido de tu mente en imágenes, aunque antes tal vez sólo hayas experimentado sentimientos vagos. La materia de los sueños, de los sentimientos y temores subyacentes y los recuerdos enterrados van tomando forma gradualmente por medio de imágenes. Es importante recordar que la imagen funciona en el reino de la metáfora, que habla con fuerza, pero simbólicamente. No confundas el mensaje de la imagen con un informe literal ni te precipites a juzgar su contenido como si significase, claramente, esto o lo otro. No pasa nada por no comprender de una forma cognitiva lo que significa una imagen. Harás descubrimientos sorprendentes, algunos deliciosos, otros, perturbadores. Llegar a una conclusión absoluta sobre una imagen es privarla de su poder de guía.

¿Por qué molestarse en hacer esto? ¿Por qué correr el riesgo de perturbarse o de perturbar tus ideas sobre las cosas? Los contenidos de nuestra mente, cuando se dejan sin explorar, ejercen una gran influencia sobre nuestro comportamiento. Esos contenidos no examinados son fuente de nuestra resistencia a vivir plena y gozosamente. Es el miedo a descubrir algo terrible dentro de nosotros lo que pone obstáculos a nuestro deseo de saber. Tal vez hayamos tenido experiencias difíciles y dolorosas, y el trabajo con imágenes puede reflejarlo, pero, en último término, también reflejará que más allá de cualquier experiencia que hayamos tenido, por espantosa que haya sido, está nuestra alma, nuestra esencia, perfecta e irreductible, nuestro centro. El deseo más profundo de nuestra alma es que la veamos y nos percatemos de que es la esencia que tenemos en común con todos los seres.

Saber esto es liberarse del poder que ejerce el contenido de nuestra mente para limitarnos. Familiarizarnos con nuestro pasado interiorizado nos da perspectiva; se convierte en una simple versión de nuestra historia. Los miedos que teníamos de niños pueden no ser ya necesarios. Los sentimientos que no nos atrevíamos expresar pueden pintarse y dibujarse ahora, y puede uno trabar amistad con ellos. Recuerda que la imagen es el mensajero de tu alma y que nunca viene para hacerte daño. El error de percepción de los críticos de arte consiste en creer que la imagen puede mejorarse mediante la crítica. El error de percepción de la arte-terapia consiste en creer que la imagen debe analizarse. Ambos enfoques tratan de hacer sucumbir a la imagen bajo el peso del intelecto. Hay que conocer la imagen, hay que verla completamente, con amorosa atención, e invitarla a hablar, tratarla como se trataría a un embajador de un mundo diferente. Entonces se desarrollará y se revelará según su propia lógica.

Me ha llevado muchos años comprender que la mano oscura de la figura 5 era el tirón de mi propia alma que me devolvía a mi centro, el lugar oscuro de la renovación. Tratando de explicarlo con palabras, me encontraba limitada a los conceptos clínicos, en que lo negro y la depresión sugerían enfermedad, en vez de fertilidad y renacimiento. El bautismo inicial en el río del alma fue el comienzo doloroso del conocimiento de mí misma. Espero que al añadir el ingrediente de prestar atención cuidadosa a las señales del cuerpo, al aprender a honrar y respetar tu propia resistencia, serás capaz de trabajar al ritmo que te convenga y de deshacer suavemente los temores y las nociones erróneas que te impiden conocer plenamente tu propio yo.

Prepara los materiales como hiciste para la pintura sin objetivo, de húmedo sobre húmedo (ver los primeros párrafos del capítulo 5). Pega el papel más grueso que tengas sobre un tablero y humedécelo con un pincel o con un pulverizador. Ten listas las pinturas. Empieza con una imagen de sueño. Puede ser un sueño reciente o antiguo, siempre que haya algún aspecto de él que siga vívido. Declara tu intención de aprender sobre el sueño. Cierra los ojos y quédate un ratito con el sueño. Cuando tengas un punto de partida claro, un color o una imagen, comienza. El papel mojado reducirá la nitidez y la imagen se representará con cierta vaguedad. Deja que el papel y la pintura sean cocreadores de la imagen contigo. Fíjate en si se te ocurren nuevos detalles a medida que pintas o si hay algo que tenga que estar en una parte determinada de la lámina. Permítete disfrutar del proceso de pintar, confía en que, por el hecho de haber declarado tu intención, el contenido se manifestará en la pintura de la mejor manera posible. Cuando tengas la sensación de que has terminado, para. Si el proceso te ha conmovido, limpia los pinceles y la zona de trabajo para recuperar la sensación de calma. Pregunta a tu cuerpo qué necesita. ¿Estás preparado para contemplar la imagen que has creado? Repara en cualquier género de resistencia que experimentes. Siéntate tranquilamente y respeta la resistencia como sentimiento. Si se te pasa, siéntate tranquilamente frente a tu imagen y préstale atención. La imagen te parecerá como un visitante que habla un lenguaje distinto. Puedes tener la sensación de que no tiene nada que ver contigo. Fíjate en lo que te ocurre al mirar. ¿Habla tu crítico, como lo hizo el mío cuando hice mi primera pintura sobre un sueño? ¿Surgen sentimientos de miedo, placer, curiosidad? Déjalos venir y marcharse.

Al final, a medida que pases tiempo contemplando, acabarás por saber algo. El proceso se parece al acto de remover un charco de barro y esperar después a que se asiente el barro del fondo y el agua se aclare. Una vez que llegues al asentamiento, has terminado de momento, incluso aunque lo único que sepas sea que no sabes nada de lo que la imagen trata de decirte. Parte del valor de este trabajo estriba en aprender a ver cómo se calma uno mismo después de ser agitado. El asistir a esta agitación y asentamiento te ayuda a conocer qué es lo que realmente necesita tu atención y qué constituye una distracción. Si hay pensamientos o ideas que permanecen una vez que te has calmado, escríbelos en tu diario. No te preocupes de llegar a una conclusión. El proceso de las imágenes es como un viaje y a cada imagen no le corresponde un único significado. Llegarás a comprenderla de distinta manera en el contexto de imágenes posteriores.

En lugar de pintura en húmedo, o si no tienes, de momento, ningún sueño sobre el que trabajar, prueba con un dibujo a base de garabatos. Pega con cinta adhesiva una lámina de papel de unos 45 por 60 cm al tablero de dibujo o a la pared. De pie, haz unos círculos sueltos con los hombros y relájate. Escoge luego una barra de pastel, cierra los ojos y hazla danzar por el papel en líneas serpenteantes que se superpongan. Abre los ojos y declara tu intención de descubrir una imagen en sus garabatos. Siéntete libre de dar vueltas al papel en todas las direcciones. Una vez que hayas descubierto una imagen, usa todos los colores para darle vida.

Observa tus reacciones. ¿Estás resistiéndote a ver una imagen que te parece tonta o rara? Reconocer esas reacciones te ayudará a ver qué puedes estar negándote a ti mismo. ¿Puedes responder juguetón si lo que surge es una imagen «tonta»? ¿Quieres corregir o tapar una que parece «rara»? Estas son cosas que hay que notar, simplemente, no hay que juzgarlas ni luchar contra ellas. Contempla tu dibujo de garabatos. Recuerda que el dibujo es la manifestación visible de la energía. ¿Qué tipo de energía has expresado? Quédate un rato en las líneas y los colores y deja luego que tu conciencia se mueva hacia la imagen. Considera cuáles son las necesidades de tu alma que expresa la imagen. ¿Necesitas un relato? Escribe uno si la imagen te lo sugiere. Sigue caminos improbables. Si te viene a la cabeza una palabra o una frase, anótala, juega con ella, ve a dónde te lleva.

¿Pide a la imagen otra imagen como respuesta? ¿Tienes algo que preguntarle a la imagen? Haz otros garabatos u otro dibujo libre con la intención de recibir una respuesta. Practica el dejar que sea la imagen la que dirija. Estás aprendiendo a bailar con tu alma. ¿Qué pasa si estás confuso, en blanco, si no salta ninguna chispa? No te preocupes. Cuando yo trabajaba con Naumburg, aunque tenía pocas dificultades para acceder a las imágenes, rara vez podía hablar sobre lo que dibujaba, ni siquiera hacer asociaciones libres. Creo que esta era la forma que tenía mi alma de impedirme intelectualizar y llegar a explicaciones de experiencias emocionales. Que me faltaran las palabras era una experiencia nueva para mí y no muy cómoda. Traté de escribir sobre las imágenes, pero cuando vuelvo la vista atrás, palidece el sentido de mucho de lo que escribí, mientras que, después de más de veinte años, las imágenes siguen hablando e instruyéndome. Siguen vivas y las conozco incluso más a fondo ahora.

Como creo en el proceso, traté de hacer lo que me había sugerido Naumburg y creé muchas imágenes, cuando tal vez me hubiera ido mejor ponerme a contemplar una o dos y dejarme bañar por las emociones. En lugar de ello, me aparté de mi propio proceso para convertirme en arte-terapeuta, con la esperanza de llegar así a comprender el sentido de todo esto... intelectualmente, como de costumbre. El concepto crucial aquí es llegar a saber qué es bueno para ti, en este momento, en tu proceso. Respeta toda resistencia, no arremetas heroicamente contra ella. No hay prisa. Confía en el alma, confía en la imagen y confía en tus propias entrañas.

CAPÍTULO NUEVE

El conocimiento del trabajo

Dirijo sesiones de arte-terapia tres días a la semana, para grupos de adultos, la mayoría de los cuales llevan la etiqueta de esquizofrénicos crónicos. Son personas interesantes. Jim se imagina que es músico además de pintor. Toca la armónica y pinta autorretratos llenos de color. Con frecuencia tiene la cara de color rojo vivo: me ha dicho que el *Thorazine* que toma para calmar sus alucinaciones le hace sensible al sol. En sus autorretratos, la cara es frecuentemente amarilla. Las pinturas de Robert están cubiertas de frases de la Biblia. Quiere llevarnos a todos a Jesucristo. Trae litros de coca-cola y barras de pan blanco para compartir, para «dar de comer al hambriento». Cuando está absorto en su trabajo, le cuesta quedarse dentro del papel y las imágenes desbordan por la mesa. Dave dibuja Volkswagen, siempre dos, en el escaparate de un concesionario. Cuando se encuentra mal, acentúa los contornos una y otra vez hasta que vibran de color. Alice dibuja mujeres con los pechos desnudos que llevan a pasear al perro y muchachas desnudas bailando o autorretratos en que se representa jovencita, antes de ponerse enferma, cuando era una actriz prometedora.

No tengo ni idea de qué estoy haciendo. Esas personas no me parecen mucho más raras que mis compañeros de la escuela de arte. Les doy materiales para pintar y escucho cuando los miembros del grupo hablan de sus imágenes. Estas personas no tienen nada que ver con las definiciones que leí en mi libro de texto de psicología. No tienen un aspecto distinto de las que se sientan a mi lado en el tren. La cara enrojecida de Joe podría pertenecer tanto a un estibador de Boston como a alguien que tuvo una enfermedad mental y está tomando un medicamento fuerte. Son sus historias las que les hacen diferentes. La forma que tienen de encontrar el sentido de la vida no es corriente. Para mí, es poética y me conmueve. Sugiero que hagan cuadros sobre las historias que cuentan. Como Tom, que volvió de la guerra de Vietnam con una placa de metal en la cabeza. Cree que un hombre de Nueva Hampshire, donde trabajó en tiempos como cocinero, le sacó el corazón y se lo volvió a poner, pero al revés. Por eso no se encuentra bien. En sus pinturas, no pinta la cabeza y en cambio, se pinta un corazón muy grande. Oigo las historias de Tom como metáforas. También a mí me han descolocado el corazón y tampoco yo sé qué hacer para arreglarlo.

No hago más que escuchar sus historias. Realmente, no sé qué otra cosa hacer. A veces yo también creo imágenes durante la sesión, pero cada vez menos, a medida que pasa el tiempo. Cuando uno de mis pacientes me pide salir conmigo, mi supervisora dice que tengo que establecer una distancia más profesional. Soy la terapeuta, no debo olvidarlo —me recuerda—, ellos son los pacientes. Los pacientes hacen arte en la arte-terapia y los terapeutas hacen comentarios. Me encuentro perdida entre ambos mundos. Tantos de mis amigos de la escuela de arte parecen perdidos y sin guía... ¿En qué se diferencian de estos «pacientes»? ¿En qué me diferencio yo? Busco la clave en mis supervisores, competentes, prácticos, que me animan en mi trabajo. Me recuerda a cuando estaba creciendo.

Poco a poco voy dejando de llevar la ropa de segunda mano propia de la escuela de arte y empiezo a vestirme como una profesional. Termino la escuela y cambio de peinado. Me ofrecen un trabajo con dedicación plena. Además de dirigir sesiones de arte para grupos de personas como Tom y Dave, que han estado ingresados en hospitales, trabajo con personas «normales» y hago «terapia real». Atiendo a las personas de una en una y me supervisan los asistentes sociales y los psiquiatras. Considero que se me da bastante bien la terapia verbal. Mis supervisores me enseñan mucho, pero no saben qué decirme sobre el arte. De todas formas, muy pocos de los pacientes que vienen a que los atienda individualmente quieren realmente pintar o dibujar. Trabajo en un despacho con espacio y materiales limitados, para sesiones de cincuenta minutos. Hablar parece más expeditivo. Aprendo a escuchar y a reflejar, a someter a prueba la realidad y a empatizar.

Quiero trabajar con niños y con familias. El director de la clínica dice que necesito un título de máster. Todo el mundo me sugiere como elección práctica el trabajo social. Pero no me siento a gusto; el arte ya se ha apartado de mi profesión y me queda muy poco tiempo para dedicarme a mi propio trabajo artístico. Decido matricularme en un programa de formación en arte-terapia. Quiero aprender a usar el arte de una manera más eficaz. Además, he dejado de lado el río. En un programa de formación sobre arte-terapia podré hacer arte, recobrar mi identidad como artista, volver al río. Este trabajo no ha sido más que un pequeño desvío. Me imagino que la formación a que tendré que someterme para aplicar la arte-terapia se parecerá al trabajo que hice con Naumburg, excepto en que lo realizaré con una comunidad de personas que crearán imágenes de gran fuerza y llegaremos juntos a cierto grado de comprensión de nosotros mismos. Esta vez lo comprenderé todo mucho mejor y no me dará tanto miedo.

En los estudios de posgrado aprendo que la terapia es algo aparte y enormemente íntimo. El tipo de trabajo con imágenes que yo esperaba hacer no se considera apropiado para toda una clase. Es demasiado desorganizado, demasiado imprevisible, demasiado volátil, desde un punto de vista emocional. Sospecho que pocos o ninguno de mis profesores han realizado este tipo de trabajo artístico. El tiempo disponible para la creación artística es muy limitado. Los estudios de posgrado consisten en leer libros, escribir artículos, estudiar. Los estudios de posgrado no versan sobre el río. El río es algo de lo que te ocupas tú solo, suponiendo que sepas de su existencia. El río tendrá que esperar. Pero aprendo algo importante: aprendo que tanto Carl Jung como Sigmund Freud desarrollaron sus teorías, que estudiamos con cierto detenimiento, trabajando sobre sus propias imágenes. Freud analizó sus sueños; Jung se basó tanto en sus sueños como en sus dibujos y pinturas. Refinaron sus ideas trabajando con pacientes, pero los dos elaboraron sus ideas más poderosas a través de la exploración de sí mismos. No estaban locos, aunque Jung, especialmente, parecía comprender que las imágenes comportan riesgos. No es un proceso de control total. Hablaba de la necesidad de apoyos estables en una vida regular para anclarse cuando descendía al inconsciente. Escribo un trabajo sobre este tema, mostrando el paralelismo entre ambos hombres, y lo termino con esta débil afirmación: «Alguien debería hacer esto en el terreno de la arte-terapia».

Obtengo el título y vuelvo a trabajar, esta vez con familias y con niños. Ahora soy toda una arte-terapeuta. Enseño y superviso y presento ponencias en simposios. Pero estoy más lejos que nunca del río. Sigo dirigiendo a grupos con Robert y Dave y los demás. Jim parece estar progresando de manera especial. Eso es lo que dice el terapeuta que le trata individualmente. Por fin tiene trabajo. No tiene tanto tiempo como antes para venir a las sesiones de arte y le echo de menos. Me escribe un poema cuando termino los estudios. Unas semanas después de empezar a trabajar, se ahorca. Le encuentra su madre; ni siquiera deja una nota. Nos reunimos en el grupo de arte, terapeutas y pacientes, y nos preguntamos si podríamos haber hecho algo más por él.

A Jim le faltaba algo. Algo que también me falta a mí. A pesar de mi éxito como arte-terapeuta, siento un tremendo vacío. Ni siquiera me doy cuenta ya de que lo que me falta es el río. Simplemente, me siento irritada y vacía. Creo que quiero cambiar de profesión, escribir libros para niños. Hago un curso y el profesor me pregunta por qué quiero abandonar una profesión tan interesante. Dimito de mi puesto y me voy de viaje una temporada con mi marido; después de todo, ¿quién sabe? El término técnico es «quemada». Me siento vacía, hueca, quemada. He gastado todo lo que tenía. Sin el río que vuelva a colmarme, no tengo nada más que dar.

*****

Nuestra personalidad como trabajadores es una de las imágenes de que nos valemos para navegar por el mundo exterior. Para Jim, el cambiar la imagen de paciente mental por la de trabajador fabril pudo resultar mucho más difícil de lo que ninguno de nosotros nos imaginamos. Al fin y al cabo, como paciente mental tenía derecho a la poesía y al arte y a tocar la armónica. Al adoptar la imagen de trabajadora en la arte-terapia, estaba expresando el deseo de mi alma de que entre mi realidad interior y mi realidad exterior hubiera una cierta coherencia. Mi elección llevaba también la huella de la voz de mi padre que decía que ser artista no era realmente tener un trabajo. Nuestras elecciones se ven influidas por los sueños de nuestros padres, por nuestros maestros y por otros modelos que tenemos en la vida, y por éxitos y fracasos que experimentamos en nuestra edad temprana. El énfasis que se ponía en mi familia sobre una formación intelectual me impelió a enseñar arte-terapia en una universidad, el más elevado logro que mis padres, cuya instrucción se había detenido en el bachillerato, podían imaginar.

Es posible despertar un buen día y encontrarse con una personalidad como trabajador sumamente evolucionada y no saber muy bien cómo se ha llegado a ella ni estar del todo seguro de que sea la adecuada para uno. La imagen que tenemos de nosotros mismos como trabajadores, al igual que cualquiera de nuestras restantes imágenes vividas, es una realidad que cambia y evoluciona constantemente a partir de los pensamientos y de cómo la percibimos. Disfrutamos más de esta imagen si se desarrolla de acuerdo con nuestra conciencia de quienes somos y de qué es lo que mejor hacemos, pero puede convertirse en una cárcel si se forma principalmente como reacción a fuerzas externas sin que mantengamos un contacto continuo con nuestra alma y nuestras entrañas. Imagínate si a cada estudiante de bachillerato que estuviese pensando en su futura profesión se le preguntara: ¿Cómo puedes servir al mundo con el mayor placer? Placer y trabajo no son dos palabras que se usen frecuentemente en una misma oración, y, sin embargo, como dice Suzi Gablik: «Las pautas coherentes de nuestro pensamiento crean nuestra experiencia. Cambiando nuestra forma de pensar cambiamos también nuestra experiencia» (1991, p. 23). Al pensar en nuestro trabajo como en una entidad fija, garantizamos que se volverá rancio, porque nosotros somos seres en perpetuo cambio. Al cambiar nuestra forma de pensar y considerar el trabajo como un medio fluido en el que pueda existir nuestro ser, nos abrimos nuevas posibilidades. Esto es válido igualmente para quien esté criando niños pequeños o realizando un trabajo manual o un servicio de algún tipo.

Hazte una imagen de tu trabajo como un barco que guías por el agua. Hay fuerzas ajenas a la caña del timón de las que tienes que ser consciente. Su lugar en la corriente se ve afectado por las mareas del océano y las tormentas del mar. Puede haber icebergs sumergidos o algas al acecho para enrollarse en la espadilla del timón, o barcos mayores que pueden inundar tu barco al pasar. Juega mentalmente con su imagen. ¿Eres el capitán de un transatlántico, imperial y majestuoso, o remas diestramente en una canoa de corteza que discurre por unos rápidos? ¿Te encuentras en un bote sobre una mar infestada de tiburones o pilotando un remolcador en la seguridad del puerto? ¿Te encuentras atrapado en un estanque demasiado pequeño en un navío que anhela surcar el ancho océano?

Una vez me describí en relación con el trabajo de esta forma: yo me aferraba a unos pilotes podridos, porque mi barco se había destrozado y la corriente se había llevado los trozos. Causa miedo, pero una vez que me solté y dejé que el río me arrastrase un trecho, se convirtió en una estimulante experiencia de renovación. Finalmente llegué a una playa soleada y me dispuse a construir un nuevo barco reinventando mi personalidad profesional. Una imagen que creé cuando empecé mi nuevo trabajo con tres amigos, imaginando ya el Open Studio Project, muestra una figura solitaria en un diminuto bote, oteando el horizonte en busca de tierra o, al menos, de algún compañero de viaje. El pájaro me recordaba el que, en la historia de Noé, regresó al arca porque no encontraba tierra en que descansar. Pero también sugiere el alma como guía en el viaje, a menudo solitario, en busca del trabajo adecuado (fig. 6).

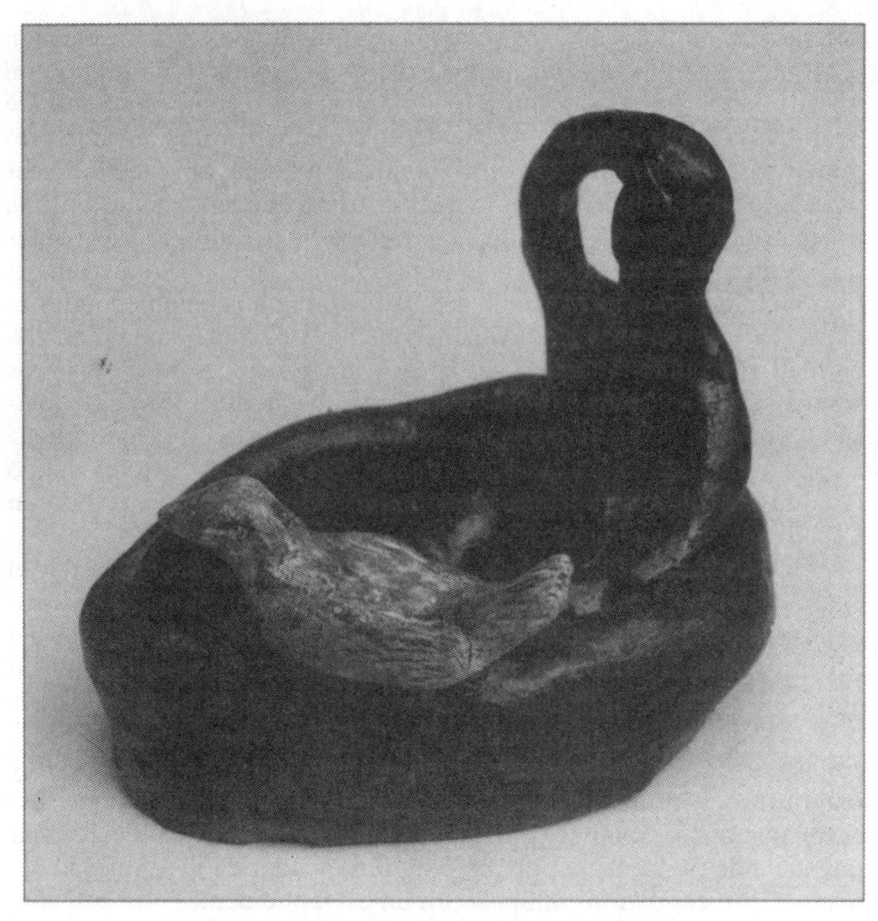

Fig. 6. Bote *(arcilla pintada)*

Juega mentalmente con la imagen del barco. Fíjate en qué tipo de escenario te viene a la cabeza. Quédate con la metáfora, la imagen. ¿Te encuentras metido en la bodega de un barco negrero, esperando llegar a una tierra nueva? ¿Estás en una motora que va demasiado deprisa? ¿Hay tripulación o estás solo? Advierte cualquier resistencia que experimentes. Si puedes, déjala surgir y decaer y sigue imaginando. Si la resistencia es demasiado fuerte, haz una pausa y préstale atención. Escribe tus pensamientos: «Da miedo pensar en el trabajo», «soy demasiado viejo, estoy cansado, no estoy cualificado para cambiar», «no puedo permitirme cambiar de trabajo», «tengo suerte con estar empleado, mejor no pensar demasiado en qué es lo que no marcha», «no quiero desilusionar a nadie», «no puedo buscar trabajo fuera sin hacer trampa a mi familia», «me costó mucho llegar a donde estoy, así que si no me gusta, me aguanto. Total, ¿a cuántos les gusta?». Recuerda que debes respetar tu resistencia; trata de salvarte del peligro, real o imaginario, aunque también puede mantenerte estancado. Si estás resuelto a saber más sobre tu personalidad como trabajador, tómate tiempo y ve despacio. Declara tu intención de ir librándote de la resistencia o de tener el valor de mirar a tu situación a la cara.

Si sientes curiosidad por visualizar el barco y si el trabajo es un área sobre la que quieres saber más, piensa en cómo puedes crear una imagen que te ayude a centrarte en dónde estás ahora y en dónde quieres estar en el futuro. Siéntate en silencio en tu espacio de creación y da forma a tu intención. Exprésala lo más clara y directamente que te sea posible. Puede ser muy sencillo: «Quiero ver claramente mi imagen actual de mi trabajo» o «Quiero crear mi imagen ideal del trabajo». Acuérdate de añadir una afirmación reconociendo tu resistencia, tal como: «Quiero tener el valor de mirar de frente mi situación» o «Quiero librarme de los obstáculos que me impiden ver nuevas opciones de trabajo».

El trabajo está tan preñado de significado adicional en nuestra cultura que puede resultar especialmente dificultoso crear imágenes sobre él. Pero, por esa misma razón, hacer que el trabajo sea lo más placentero y satisfactorio posible es un objetivo que merece la pena. Los cambios en el trabajo parecen más públicos que los cambios interiores: afectan a la familia, a la idea que se hacen de nosotros los amigos, a nuestra propia percepción de nosotros mismos... y por eso parecen más arriesgados. A veces, el proceso de crear la imagen da como respuesta que sólo hace falta hacer un ligero ajuste en el trabajo o que hay que cambiar un poco nuestra noción de él. Una amiga mía que es una extraordinaria artista y que trabaja mucho con telas trató, en una ocasión, de convertirse en modista de ropa original. «Lo que hice —contaba—, fue autoemplearme en un trabajo a destajo.» Su profunda convicción de lo que suponía el trabajo no incluía la idea de placer. ¿Cómo sería el mundo si cada uno de nosotros eligiese trabajo preguntándose: «Cómo puedo servir al mundo con el mayor placer»?

CAPÍTULO DIEZ

El conocimiento del alma

Viajamos a Israel. Busco renovación espiritual. En Jerusalén veo a los alumnos de la *yeshiva* dirigirse alegremente al Muro de las Lamentaciones llevando su amada Torah. Camino por la Vía Dolorosa hacia la misteriosa oscuridad de la Iglesia del Santo Sepulcro y enciendo una vela en memoria de mi madre. Escucho la llamada del almuédano a la oración y visito la Mezquita de al Aqsa, en la Cúpula de la Roca, para rezar rodeada de sus brillantes mosaicos que me desorientan y transportan momentáneamente. En cada sitio descubro puertas a lo divino y comprendo con tristeza que ninguna de ellas es la mía. Jerusalén está llena de espíritu, pero no encuentro mi río en ninguno de esos lugares sagrados.

Nieva este invierno, algo raro en Israel. Regresamos de Jerusalén al kibbutz de Ein Gedi en un autobús por las polvorientas carreteras del desierto. Quizá en la vida en común del kibbutz encuentre la respuesta. De pronto, mientras miro por la ventanilla del autobús, veo los montes salpicados de color. La ligera precipitación ha hecho florecer al desierto. Flores diminutas salpican el terreno pardo, transformando las colinas adormecidas en un paisaje vivo. ¿Cuánto tiempo han estado las semillas durmiendo en la arena, esperando el agua y la oportunidad de florecer? ¿Cuánto tiempo llevo buscando el río y sus aguas de renovación? Cruzamos la rambla, un lecho seco de río. Se considera peligroso el paso de la rambla. En cualquier momento puede precipitarse el agua de lo alto de las montañas y transformar el lecho en un torrente turbulento que arrastra todo a su paso.

Nada de eso ocurre. Llegamos sanos y salvos al kibbutz de Ein Gedi. Vivimos en él como voluntarios para probar ese modo de vida. Ein Gedi está situado en el Mar Muerto. Cuando termino el trabajo del día, que consiste en hacer sopa en la cocina del kibbutz, voy a las fuentes de azufre, a los surtidores de agua sulfurosa que surgen en la montaña. De toda Europa y de todo Israel acuden las gentes a los baños medicinales. Yo voy a descansar mis músculos fatigados y también a contemplar a las mujeres. Me siento en el agua olorosa que emana vapores y las miro. Las miro cómo se desnudan y cómo se visten. La mayoría de ellas son europeas y están profunda y físicamente presentes en sus cuerpos.

Observo a una mujer que se viste tras el baño. Sale lentamente de la fuente. Se seca sin timidez, sin hacer intento alguno por ocultarse o cubrirse, con calma. Parece tener entre cincuenta y sesenta años. Su cuerpo, suavizado por la edad y los hijos, ha cedido a la redondez de la gravedad. Su forma de vestirse me hace pensar en un sagrado ritual de respeto de sí misma. Personifica el río. Se mueve con gracia y dignidad. Voy a los baños siempre que puedo. Cuando vuelvo a mi habitación, dibujo a las mujeres que he visto. Me llevan a algo que me falta, como a una melodía medio recordada.

El sentirme compelida a dibujar me recuerda que busco el río por medio de las imágenes. Lo que busco está dentro, pero no logro encontrar el camino. Es un sueño que recuerdo vagamente. En el viaje interior hacia el río, las imágenes son mis mapas. Lo que necesito parece estar personificado en las mujeres que acuden a los manantiales de Ein Gedi. Desde que llegué al kibbutz he estado leyendo libros de Joseph Campbell, sobre todo *El héroe de las mil caras*. Empiezo a comprender que lo que estoy buscando tiene algo que ver con la feminidad y que mi alma es un alma de mujer.

Para mí, el alma y el río están inextricablemente ligados a la idea de Dios. Me crié en la fe católica y me encantaban las historias de la creación, de Jesús, de su misterioso y humilde nacimiento. En mi infancia leía vidas de santos. El denso olor del incienso, las imágenes del Vía Crucis, la iglesia envuelta en penumbra, el sagrario abierto y vacío el día de Viernes Santo... esas imágenes representaban para mí el misterio más que el dogma.

Cuando llegué a la adolescencia, me enfadé con Dios. Enseñaba Historia Sagrada a los niños pequeños los domingos en la iglesia, porque podía contar una y otra vez unos relatos que me encantaban, pero me negaba a oír misa. ¿Qué clase de Dios destruía a mi madre con un cáncer? ¿Qué clase de imbéciles desalmados —curas, monjas y tías bien intencionadas—, podían decir a una niña que su sufrimiento era «la voluntad de Dios»? Pero, lo peor de todo para mí, ¿qué clase de religión es esa que no deja más salida que una aceptación borreguil de una situación tan atroz?

Necesitaba estar enfadada con Dios y descubrí la tradición judía a través de la necesidad de expresar mi rabia. Necesitaba a Moisés y a Job, que luchan con Dios y dudan de Él. Me convertí al judaísmo antes de casarme. Aunque mi marido no era creyente, necesitaba un contexto sagrado que contuviera nuestro matrimonio.

El arrojarme en brazos de otra tradición no satisfizo enteramente la necesidad de mi alma. Lo que ella quería resultaba embarazoso, en ocasiones. Para sorpresa mía, descubrí que las imágenes de mi infancia, tales como la crucifixión, estaban profundamente enraizadas y continuaban encontrando eco en mí. Por fin comprendí que no somos nosotros quienes escogemos las imágenes, sino que, más bien, nos escogen ellas a nosotros. Las imágenes son portadoras de aspectos de la experiencia del alma, más que símbolos del dogma religioso. El remedio para el alma consiste en dejar a las imágenes que expresen directamente su mensaje.

Creamos nuestra conexión espiritual atendiendo a nuestra alma. El espíritu entra cuando el alma ha preparado el lugar. El alma es básica, cotidiana, es todo lo que tiene que ver con la vida diaria: comer, dormir, amar, luchar. Cuando cultivamos el alma, nuestros ojos se vuelven claros y suaves. Vemos el espíritu y lo sentimos, una sensación de admiración y reverencia en muchas situaciones diferentes, no sólo en los lugares designados para el culto. Si nuestra alma está bien atendida, es posible que seamos capaces de disfrutar y participar más plenamente del ritual y de las ceremonias religiosas, de apreciar la diversidad de las expresiones de los diferentes credos.

¿Qué necesita tu alma para preparar el camino al espíritu? Tu llave será algo que te inspire sentimientos de reverencia, la punzante inhalación de aire que asociamos con la veneración. La belleza es una maravillosa puerta al alma. Declárate tu intención de forma tan clara como sea posible. Puedes decir: «¿Cuál es mi llave al espíritu?». Puedes decir: «Hoy me abro a la reverencia». Usa las palabras que te parezcan mejores. Una vez que hayas aclarado tu intención, dedícate a tus tareas normales, reservando un tiempo al final del día para reflexionar y estar en tu espacio de creación artística. Si tienes tiempo, date un paseo por el campo, donde es fácil dejar vagar la vista por lo que nos rodea. No hace falta que busques activamente la llave. Lo mejor es intentarlo un día en que no tengas plazos que cumplir o graves preocupaciones.

Cuando llegue el momento de crear imágenes, siéntate en silencio y deja que tu mente se sosiegue y repase el día. Presta atención a cualquier reacción sutil que recuerdes. Hay infinitas cosas que ver, pero tu vista se habrá sentido atraída por algo en particular. Quizá sea la forma de estar juntos dos pájaros sobre los hilos de la luz. Quizá te hable una nube con una forma peculiar, o la sonrisa de un bebé. El reconocimiento de tu llave te causará una cierta exaltación; puede ser muy tenue o moverte al llanto. Puede no tener una relación aparente con cuestiones espirituales y ser muy corriente. La llave puede estar en mirar a los ojos a un extraño o en abrazar a un amigo.

Si se te ocurre una imagen, pregúntale qué forma quiere adoptar. Tal vez necesites pintura diluida, quizá un rico carboncillo. Tal vez sea una imagen hecha principalmente de color. ¿Necesitas palabras, o de momento sólo quiere quedarse en tu mente? Recuerda que crear una imagen es una forma de actuar para manifestar tu intención. La imagen aumenta el eco de la intención en tu interior y permite a esta florecer y desarrollarse, expresar su sentido. Ten confianza en tu conocimiento interior y deja que la imagen te instruya. Sé deliberadamente lento pero también curioso. Trata de contenerte y no sacar conclusiones; en vez de eso, sigue tu imagen, como si fuera un rastro de migas de pan, tan lejos como puedas. Y luego déjala irse. No puedes enterarte de todo a la vez. La imagen puede necesitar tiempo para descubrir su sentido. Déjala en la pared durante un tiempo y limítate a reparar en ella mientras te dedicas a tus labores cotidianas.

Pueden surgir también pensamientos y sentimientos. Cuando empecé a observar a las mujeres de los baños de Ein Gedi, surgieron en mi interior muchos sentimientos sobre el tamaño del cuerpo, la grasa, el envejecimiento. Todos ellos expresaban mis temores, condicionados por mi cultura, respecto al cuerpo femenino. Las mujeres a las que contemplaba representaban una nueva opción, el cuerpo femenino como sagrado. Observé, hice esbozos de memoria con acuarelas, tomé fotografías de las mujeres en las playas. Lentamente comprendí que mi cuerpo sería mi llave. El alma se prepara a entrar donde ha habido sufrimiento o descuido de un aspecto de nosotros mismos. Pregúntate dónde está ese lugar en ti.

Si en algún momento sientes resistencia, deja esta tarea y pasa a otro capítulo. No te inquietes; la llave estará ahí cuando estés listo. Pensar sobre cuestiones de espíritu puede hacer surgir discusiones interiores. Respeta esta situación y no luches. Si encuentras conflicto, si deseas y no deseas iniciar esta tarea, puede serte útil prestar más atención a tu resistencia, no necesariamente para cambiarla, sino para conocerla mejor. Haz una lista con tus creencias sobre cuestiones espirituales: «No creo en lo que no veo», «Creo en una presencia amorosa en el Universo», «La idea de Dios es una estupidez». Haz una lista de tus temores: «Si encuentro a Dios, tendré que renunciar a mi vida y unirme a una religión». Haz una lista de los sentimientos que tengas, positivos y negativos, sobre las personalidades espirituales o religiosas que hayas conocido. Si cualquiera de esas listas te produce un sentimiento fuerte, considera la posibilidad de crear una imagen. Como el crítico interior, que puede mantener como rehén a nuestra creatividad, las apariciones interiores de una autoridad espiritual pueden bloquear nuestra conexión con el alma y el espíritu. No es necesario que esto ocurra, sin embargo. Como cualquier otro aspecto de nuestro ser, mientras no reconozcamos nuestras creencias profundas, no tendremos la oportunidad de elegir libremente. Lo que parece un rechazo intelectual de la espiritualidad puede tener su origen en un desengaño experimentado en la infancia respecto a una personalidad religiosa que yace desde hace mucho tiempo en el olvido. Las imágenes revelarán la naturaleza de nuestra relación con el alma y el espíritu.

CAPÍTULO ONCE

El conocimiento de la propia historia

Comprendemos, con cierta tristeza, que el kibbutz no es la respuesta. Volvemos de nuestro viaje y nos instalamos en Chicago. Sigo jugueteando con la idea de escribir libros para niños, pero cuando veo un anuncio que pide un arte-terapeuta en el periódico del domingo, poco después de nuestro regreso, me siento obligada a llamar. Me contratan a pesar de que en la entrevista apenas puedo hilvanar unas ideas sobre arte-terapia que me parezcan coherentes a mí misma.

Resuelvo buscar el río activamente, metódicamente, no sólo por mí misma, sino también para encontrar sentido al empleo del arte con otras personas. Me siento como una impostora en mi trabajo, al no haber encontrado mi punto de anclaje en la arte-terapia durante el viaje, y haber vuelto aún con más dudas. En casa, saco los esbozos y las pequeñas acuarelas de mujeres de Ein Gedi. Extiendo un lienzo y planeo una pintura de un grupo de figuras junto al mar embadurnadas con el barro especial que se sacaba de la base de la fuente de agua sulfurosa. Trabajo concienzudamente en la pintura, pero me siento demasiado alejada de la experiencia. Las viejas voces vuelven a criticarme y a provocarme: «No sé pintar, la composición es mala, los colores son malos, las figuras son planas y estáticas». Me desanimo y lo dejo. Las chispas de lo que sentí en Ein Gedi no pueden medirse con las fuertes andanadas del crítico interior.

Totalmente desorientada, recuerdo la descripción de Carl Jung de la imaginación activa. La llama «soñar el sueño progresivamente». Quiero llegar a las profundidades de mí misma y, al no haber tenido recientemente ningún sueño, escojo una imagen que refleja mi intención. Cada noche, antes de quedarme dormida, me centro en la imagen de mí misma bajando una escalera. Sólo puedo concentrarme en ella durante unos minutos antes de quedarme dormida, pero poco a poco, pasadas unas cuantas noches, veo más detalles en la escena. Los escalones llevan a una cueva. Una luz tenue destella de la superficie tallada en la roca. A un lado del suelo de la cueva hay una cabina: es como la ventanilla del cajero de un banco, o de una taquilla de venta de entradas en un festival. Logro ver una figura con la cabeza inclinada en la penumbra antes de caer dormida. Por la mañana escribo lo que recuerdo.

Estoy emocionada por este avance y espero ilusionada mi próximo intento. El principio parece un poco trivial y melodramático, pero no tengo otra forma de empezar y parece estar funcionando. La vez siguiente bajo con más facilidad las escaleras y me encuentro de nuevo ante la ventanilla. Me fijo en las barras de latón de la cabina, que brillan en la oscuridad de la cueva. Se me ocurre preguntar una dirección. Mientras pienso esto, la criatura que está en la cabina levanta lentamente la cabeza. Estoy frente a frente con una enorme bestia oscura. Me mira con ojos relucientes y siento su cálido aliento. Me doy media vuelta y huyo dominada por el terror. Pasa un minuto antes de que me dé cuenta de que estoy tumbada en mi propia cama, con el corazón saltándome en el pecho.

Pasan semanas sin que pueda reunir valor para volver a buscar al monstruo oscuro. Me siento desanimada y deprimida, quisiera dormir y no hacer nada más. Trabajo como arte-terapeuta en un sanatorio con alcohólicos y pacientes psicóticos y aquejados de depresión profunda. Me siento como si sólo una parte de mí estuviera disponible, como si por debajo de mi conciencia estuviera teniendo lugar un combate que se llevara toda mi energía. Dudo de si no estaré persiguiendo una quimera con mi creación de imágenes. Tengo un sueño en el que alguien me dice: «Tienes las gafas sucias».

Decido volver a probar. Esta vez trabajaré de día sobre las imágenes y dibujaré al monstruo. Me tumbo cómodamente en el sofá y me concentro mentalmente en el descenso de la escalera hasta la cabina del cajero. Esta imagen me intriga porque tiene la connotación de un banco y de riquezas al alcance de la mano, pero también me dice que el «cajero» es fuerte, y está enjaulado. Al poco rato surge una imagen. La dibujo rápidamente y escribo, como hacía con Naumburg, en el cuaderno rojo. Esta vez surge una historia. El monstruo es negro y está atado con una gruesa soga, pero ya tengo sentimientos contradictorios hacia él. De espaldas a quien lo mira, está dolorosamente encorvado, atado a un registro de madera, como si lo estuvieran juzgando por un crimen. Su enorme cabeza peluda está agachada por la tensión. Es injusto tenerlo amarrado de esa manera. Está rodeado de un resplandor rosa rojizo. Su fuego, incluso encerrado, desprende mucha calidez y energía. Por eso lo ataron, porque daba miedo que destruyera todo a su paso. Está tan triste, tan cansado, es tan incomprendido... Lo único que puede hacer es esperar, no puede liberarse él solo.

Junto a él, paralizada por el miedo, está su guardiana. Mira de frente con estoica disciplina, pero sus ojos traicionan el miedo que siente. Si hace como si el monstruo no existiera, seguirá a salvo. Trata de olvidar que es ella quien tiene la llave. Normalmente lo olvida fácilmente, porque cree que como mejor está la bestia es encerrada. A veces, la guardiana imagina incluso que se ha marchado o que nunca ha existido. Esta fantasía es peligrosa. En el fondo de sí misma, la guardiana sabe que si muere el monstruo, ella morirá con él. El protegerlo es la razón de su vida. En otros momentos, cuando se siente cansada o desanimada, se tortura con la idea de que lo cuida de forma muy poco satisfactoria. Pero renunció a sus manos hace mucho tiempo, así que no hay nada que pueda hacer.

Apenas puede soportar el calor que él desprende. Su aliento cálido la llena de terror. Los latidos de su corazón la ensordecen. Una idea súbita se apodera de ella: «Preferiría morir, explotar en la conflagración de un abrazo, que seguir viviendo en este frío infernal». Querría taparse las orejas, cubrirse los ojos con las manos, rechazar esa idea.

En este momento comienza el desenredo de años de control. Animada por la historia, dibujo una segunda imagen. En esta, la guardiana se vuelve hacia la derecha. Al hacerlo, mira de frente al monstruo. Se da cuenta de que el monstruo, como el reflejo del espejo, no puede girarse a menos que ella gire. Hasta ahora había creído que él tenía un poder que era sólo suyo.

El monstruo está frente a ella, con una expresión llena de amor pero, al mismo tiempo, con una tosquedad tan bestial, tan ruda y tan terrible que ella queda paralizada. Tiene alzados los fuertes hombros en un esfuerzo por aliviar el tirón de las apretadas cuerdas. Parece que haya surgido del suelo. Asqueada, la guardiana aparta la vista de él y mira hacia abajo. Entonces ve que ha recobrado los brazos y las manos: han crecido de la cabeza, por pensar en ellas, por desearlas. Sus manos, rojas y calientes, extendidas a pesar de su miedo. Tiene la boca apretada y la parte baja del cuerpo hecha un bloque de hielo. Está rodeada de un resplandor amarillo; ¿es su propia cobardía o la luz de la vida que vuelve a ella? Su postura misma es ambivalente. Se siente a la vez atraída y repelida por el monstruo.

Me siento atraída por el proceso de imaginación activa y, al mismo tiempo, repelida por él. ¿Y si se me va de las manos? ¿Y si desato algo destructivo dentro de mí, alguna enfermedad mental? Tengo miedo y durante una semana, más o menos, estoy demasiado ocupada para volver a intentarlo. Entonces tengo un sueño. Estoy sentada en un banco, vestida solamente con una falda. Tengo en brazos un niño pequeño y estoy tratando de entretenerle, pero me siento incómoda. El niño me habla, de forma muy coherente, y me dice algo fastidiado que tengo que darle de mamar. Vacilo, aunque parece claro, ya que tengo el pecho desnudo. Pero no estoy segura de querer tener tanta intimidad. Entonces me decido a amamantarle y me inunda una maravillosa sensación de haber obrado bien, de plenitud. El sueño parece reenunciar el problema planteado por la imaginación activa en términos menos temibles. Me tranquilizan las imágenes de madre e hijo, de que al abrazar al monstruo estaré aceptando una unión sagrada y no algo raro, como temía. El niño que habla de forma coherente es la voz de mi sabiduría interior. El monstruo expresa poder, instinto, sensualidad, oscuridad, cosas que me son ajenas.

Convencida por el sueño de que voy por buen camino, reanudo el proceso de imaginación activa. Me tumbo en el sofá y repaso la historia tal como se ha desarrollado hasta el momento. La imagen siguiente surge en seguida y me apresuro a dibujarla. El monstruo está libre de sus ataduras y se mueve hacia la guardiana, que ha perdido sus rasgos y es casi un garabato. El monstruo se hace más definido: lleva una larga túnica negra de la que salen las manos, blancas y no muy ágiles, rudimentarias. Tiene un rostro rudo, una nariz ancha y plana. No ve muy bien a través de sus ojos estrechos como ranuras, pero tiene varias bocas delicadamente formadas que hacen guiños y brillan. Se acerca a la guardiana, que está clavada en el sitio por el terror. Parece que vaya a devorarla.

En el dibujo siguiente, el monstruo está en actitud de devorarla, no de forma hambrienta sino sacramental. Sus bocas se abren y revelan un abismo negro. Los colores rojos de fuego abandonan al monstruo y son reemplazados por verde, el complementario del rojo. ¿Cómo le cambiará este ágape? En el momento en que la bestia ha quedado libre, también lo está la guardiana, aunque la libertad no es lo que ella se imaginaba. La libertad entraña una pérdida de estructura, de contorno, pero no de forma o personalidad. La pérdida de la estructura entorpecedora libera la energía. La pérdida ocurre cuando se hace frente a la bestia. Ambas figuras pierden simultáneamente sus ataduras y luego, pierden también su separación al unirse cuando la guardiana es devorada por el monstruo.

Medito para recibir la próxima imagen. El monstruo muere. Lo dibujo con los brazos cruzados sobre el pecho, las manos agarradas a los hombros. Tiene la cara de un gris azulado. La túnica negra se sustituye por una de color tostado claro. Detrás de él resplandecen los colores cálidos a su derecha, los fríos a la izquierda. Las dos figuras han muerto juntas. Es como si el frío helado de la guardiana hubiera apagado el fuego de la bestia, como si los dos extremos se hubieran anulado mutuamente.

No sé lo que significa esto; este aparente final de la historia me deja perpleja. Pero he caído enferma de gripe y tengo pocas energías para pensar en ello. Para cuando me recupero, han llegado las fiestas de Navidad con sus visitas a familiares y amigos. Cuando vuelvo a Chicago, anoto en mi diario que he tenido una profunda sensación de consuelo durante las visitas de las vacaciones. Vuelvo con una sensación de energía renovada. Resuelvo hacer frente a lo que surja en mi próximo trabajo con imágenes. El tiempo que había dedicado a profundizar en el mundo de las imágenes me entregó a mi familia y a la celebración festiva. Participo en ella más plenamente que nunca. Normalmente, cuando regresaba de ver a mi familia me sentía vacía y sin equilibrio. Creo que debo este cambio al tiempo que pasé residiendo en mi espacio interior, por extraño que parezca. He logrado un equilibrio momentáneo en que el río parece nutrir toda mi vida y no es solamente un lugar que se busca en momentos de desesperación.

Vuelvo a contemplar las imágenes, me tiendo, cierro los ojos y espero. ¿Hay algo más en la historia? De pronto, una criatura horrible aparece ante mi vista, así que me levanto y dibujo. La culmina una cabeza que parece muerta, mortalmente blanca con una enorme nariz como un tronco. Tiene las cuencas de los ojos, pero no tiene boca. El cuerpo es de un rosa incongruente, con unos indicios de rudimentarios pechos. Un brazo se extiende hacia fuera de la página. La figura lucha por sostenerse de pie. La cabeza calcificada contrasta con el cuerpo rosa, que tiene un aspecto de nuevo, de indiferenciado. La imagen sigue evolucionando. En la página siguiente, la figura se quita lo que resulta ser una máscara que empuja hacia la parte de arriba de la cabeza, femenina. Porque, aunque la figura es andrógina, a mí se me antoja femenina. La cabeza no tiene pelo, el rostro es apacible y abierto, el cuerpo, de anchos hombros. Me hace pensar en una paciente de cáncer que se recupera y cuyo cabello apenas empieza a crecer tras la quimioterapia. Alarga las manos fuera de

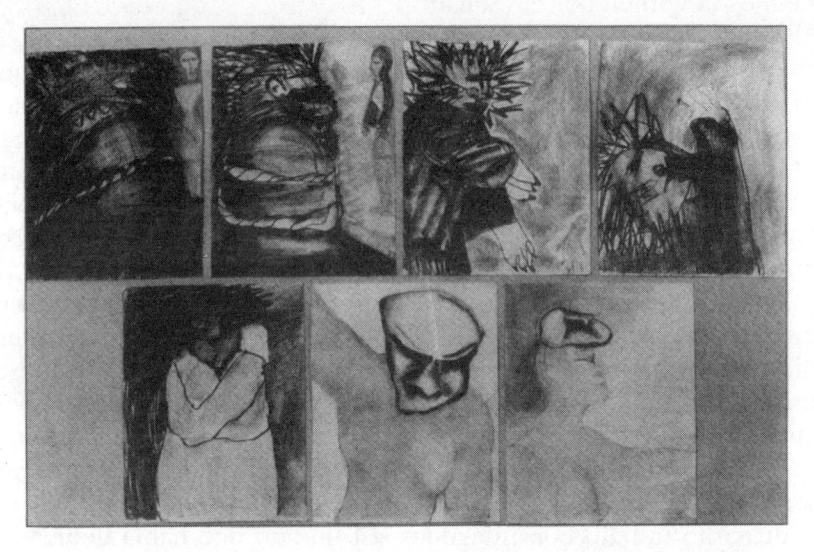

Fig. 7. Serie de la bestia (imaginación activa, pastel).

la página, como si saludase a alguien. La máscara parece muy pequeña. Cualquiera que sea la cosa hacia la que avanza, está relacionada con la vida.

Recuerdo el dibujo que hice con Naumburg en que la figura sostenía la máscara en un palo. La máscara en los dibujos de la bestia es parecida, aunque más grotesca. El miedo que tenía entonces era que si retiraba la máscara corría el riesgo de la demencia. Esta serie hecha por medio de la imaginación activa me sugiere que la vieja imagen de mí misma como guardiana de la temible bestia se destruye en el proceso de hacer frente a lo que se teme. Sin embargo, lo que surge de la unión es algo nuevo y quizá, en último término, más completo. Permanece la máscara, como un artefacto. La elección de aceptar el río no es siempre voluntaria. Quiero creer que la seguridad que proporciona la máscara sigue disponible (fig. 7).

Mucho más tarde hago una auténtica máscara basada en esa imagen. Es dura y descarnada; sólo la nariz, el órgano sensorial más primitivo, está formada. Es como si, muy al principio de mi vida, una parte de mí misma se hubiera visto detenida en su desarrollo. Aprendió a respirar y por eso ha sobrevivido, pero no aprendió a ver ni a hablar. La serie de imaginación activa tiene gran fuerza. Revela que debo romperme y volver a hacerme, quizá muchas veces, antes de llegar a la conciencia. Recuerdo el doloroso tumulto del trabajo original que hice con Naumburg, en el que encontré mi propio quebrantamiento por primera vez. Me siento más capaz de soportarlo ahora que me encuentro en terreno más firme. La destrucción de lo viejo —viejos conceptos de mí misma, viejas defensas— debe tener lugar para dar a lo nuevo la libertad de ser. Con todo, hay que respetar lo viejo, como la máscara descarnada, y no despreciarlo. Mis limitaciones siguen formando parte de mí misma, igual que mi potencial. Aun así, ¿qué es esa identidad femenina que debe unirse con lo que es oscuro y está descuidado? Más tarde aún, en una página de mi diario, dibujo otra imagen de la bestia oscura con carboncillo, un medio sucio que no usaría normalmente para el diario, que tiene, sobre todo, escritura. En este dibujo me sostiene, diminuta e invisible, la mano del monstruo. Se me ocurre que el monstruo es Dios o, al menos, un ser bondadoso y santo. Esto parece disparatado y cierto al mismo tiempo.

*****

La imaginación activa, soñar el sueño progresivamente, es para ti una forma de recuperar tu mito, tu historia. El alma narra la verdad más profunda de uno por medio de imágenes y metáforas. Si decides recurrir al proceso de imaginación activa, asegúrate de cuidarte bien en tu vida cotidiana. Come, duerme y trabaja con regularidad para que tengas una rutina que equilibre el trabajo con imágenes. No intentes practicar la imaginación activa mientras estés consumiendo drogas o alcohol. Es a la vez peligroso y una falta de respeto hacia el proceso.

Es útil establecer una hora para dedicarse a la imaginación activa. Al principio le dediqué el breve espacio que precede al sueño porque me sentía segura así, pero eso impide dibujar. Piensa en qué te resulta cómodo. Debes contar con tiempo sin interrupciones, así que desconecta el teléfono y reduce todas las demás distracciones antes de empezar. Prestar atención a pequeños detalles, tales como sentarse en la misma silla o practicar la imaginación activa todos los días a la misma hora, sirve para contener la experiencia. Hay varias formas de registrarla. Puedes visualizar y después consignarla por escrito o dibujar cuando hayas terminado o, quizá, grabar en una cinta la descripción a medida que visualizas y escucharla después y, a continuación, dibujar.

Yo descubrí que mi historia iba surgiendo en segmentos. Normalmente conseguía las escenas de una en una, lo que constituía un paso muy cómodo. Al alternar el dibujo con la visualización, tal vez frené el surgir de la historia. Busca el método que más cómodo te resulte. Ten presente que la imagen viene como ayuda y que tiene información que no posees conscientemente, aunque está dentro de ti. Por tanto, sé lo más fiel que puedas al plasmar la imagen. Resiste los impulsos de arreglarla o de darle sentido. Trata de no interpretar la historia, sino de limitarte a recibirla. Si te viene una narración, no la corrijas para adaptarla a la lógica ni trates de concluirla prematuramente. Usa materiales sencillos al principio para plasmar las imágenes. Más adelante, si quieres trabajarlas más, puedes refinarlas creando máscaras, libros o escenas.

Pon especial cuidado en respetar cualquier temor que te surja. Si las imágenes te causan miedo, relájate y deja el proceso durante algún tiempo o, en la próxima sesión, pide a las imágenes que se presenten bajo una nueva forma. Respeta tus imágenes. Si decides darlas a conocer a otros, hazlo con cuidado y respeto y sólo con alguien en quien confíes. Permanece con las imágenes a lo largo de todas las vueltas que dé la historia. El propósito de la imaginación activa es mostrarte cosas sobre ti mismo de una forma metafórica que está ligada a tu yo más íntimo. Frecuentemente se te mostrará algo de la mayor importancia que has descuidado en tu vida consciente. Una vez que logres conocer la forma y la figura de algunos de tus personajes interiores, podrás establecer con ellos una relación para toda la vida; te servirán de guías interiores que te ayudarán gustosos, siempre que desees hacer un viaje a tu interior para encontrarlos.

Si quieres leer más sobre la historia y los antecedentes de la imaginación activa, te recomiendo *Word and image*, de C. G. Jung, en la que el autor refiere su propia experiencia en este tema e incluye las imágenes que él creó para que le sirvieran de guía. El trabajo teórico de Jung se basa en el esfuerzo de toda su vida por expresar la sabiduría que recibió durante el proceso de imaginación activa y por medio de sus imágenes.

Cuarta parte

Aguas profundas

Introducción

Si te comprometes con el arte como vía de conocimiento, llegará un momento en que te aparezcan algunas imágenes que te parecerán «numinosas» o plenas de espíritu. También puede haber imágenes que reaparecen bajo diversas formas. Esto puede ocurrir desde el principio o pasado cierto tiempo. Estas imágenes son hitos de las profundidades de tu ser. Empiezan a mostrarte cuáles son tus imágenes primarias. Surgen imágenes arquetípicas que te ayudan a situar tu experiencia personal en el contexto más amplio de la imaginación de la humanidad. Seguir la pista de tus imágenes en la mitología, la literatura o los escritos de las religiones del mundo y de otras culturas puede contribuir a instruirte en el sentido más profundo de tu trabajo. Estas constituyen formas adicionales de ampliación.

Imágenes como estas requieren testigos. Encontrar el contexto apropiado para compartir tus imágenes con otros es parte importante del proceso. Hay muchas formas de testimoniar: la intimidad que se crea en una relación terapéutica, las relaciones de colaboración con otro artista, los grupos de compañeros dedicados a la creación de imágenes, las exposiciones de la obra en un ambiente escogido, ya sea en un lugar especial de la propia casa, en una galería o en una institución a la que estés afiliado, tal como una iglesia, una escuela, una biblioteca. La imagen no sólo te instruye a ti, sino a todos los que la miran. Es también importante que seas testigo del trabajo de otros que labran la misma tierra arquetípica. Esto puede hacerse por medio de libros, visitando museos o viajando a lugares lejanos y también por medio de la relación de testimonio. Esas imágenes nos pertenecen a todos o, más precisamente, nosotros les pertenecemos y nos nutrimos viendo los trabajos creados por otros que encuentran eco en nuestro interior. La idea de las imágenes arquetípicas y la naturaleza del testimonio se tratarán con más detenimiento en los próximos capítulos.

CAPÍTULO DOCE

El conocimiento de los arquetipos

Preparo en nuestro piso una habitación pequeña para continuar el viaje de las imágenes. A veces, el trabajo es intenso; a veces, como un juego. Surge una imagen de un hombre de pie a la entrada de una cueva. Está con las piernas abiertas, los brazos extendidos hacia adelante. Es viejo pero está lleno de vitalidad, la energía irradia de él. Me invita a entrar en la cueva mientras se encoge de hombros, como si dijera: «Puedes venir conmigo. Tarde o temprano lo harás». Tengo la sensación de que estaba esperando para guiarme.

Asisto a la conferencia de un arte-terapeuta, Don Seiden. En lugar de mostrar diapositivas de la obra de sus pacientes, como hace la mayoría, las muestra de su propia obra, que es personal, directa, de su alma. Es la primera persona que conozco que ejerce la arte-terapia y que se la aplica a sí mismo. Me identifico estrechamente con la lucha por comprender lo femenino que percibo en su trabajo. Su valor al mostrar su propio conflicto interior me sirve de inspiración. Hasta ahora no he enseñado a nadie mis imágenes.

Don es un artista entregado. Usa toda una gama de materiales, unos complicados, como el metal soldado, y otros muy sencillos, caseros, como la cinta de pintor y el papel de aluminio. Parece haber trascendido la noción de que el artista tiene que identificarse con un medio para probarse a sí mismo. También ha escapado del tópico común entre los arte-terapeutas de que sólo la obra «rápida» escapa al censor de la mente y constituye un trabajo interior auténtico. La obra de Don está plenamente formada, con las superficies ricamente embellecidas. Une el proceso y el producto de una forma que hace tambalearse mis limitados conceptos de cómo trabajar. El ver la obra de Don me libera para realizar la mía.

Poco después de su conferencia, hago un dibujo a base de garabatos y me permito continuarlo hasta lograr un acabado completo. Representa a una mujer con velo (fig. 8). Va cubierta con un hermoso velo púrpura que lleva una tira central adornada con joyas que le desciende entre los ojos y que tiene unos espejitos con forma de rombo que devuelven el rostro del observador en fragmentos. Los espejitos sirven para confundir y distraer. La apariencia externa de la mujer, misteriosa y adornada, entraña que es peligrosa, por lo que hay que mantenerla oculta. Trato de convertir uno de los trazos garabateados sobre su cabeza en una serpiente, pensando que, sin duda, represente la Diosa, lo divino femenino, y que una serpiente es un atributo digno. El papel se niega, sin más, a aceptar el color que trato de aplicar. En cambio, el trazo se convierte en una rosa y una enredadera espinosa que se enroscan sobre su cabeza. Y, sin embargo, si yo hubiera decidido conscientemente dibujar una rosa, estoy segura de que me habría salido mal. Esta es una de las experiencias más claras de que es la imagen la que hace el dibujo. Mi guía procede de la fuerza del propio garabato.

Tengo la curiosa sensación, al mirar a la mujer del velo, de que experimento lo femenino de la forma en que lo haría un hombre, no como algo que entiendo personalmente y con lo que me identifico, sino más bien como algo que está fuera de mí, misterioso y amenazador.

Poco después de esto, el viejo de la cueva vuelve a aparecer en otro dibujo. Está apaciblemente tumbado en una barca que tiene el aspecto de una zapatilla enorme. Parece cómodamente reclinado sobre mantas y almohadones de vivos colores. La proa de la barca es curvada y en la curva hay pintada una rosa negra. El hombre tiene largos cabellos blancos y contempla el agua mientras alarga la mano hacia un pez verde. Tengo una sensación de sosiego y de que me está mostrando algo importante, de que estoy en el buen camino.

Continúo con los garabatos y trabajo cada obra hasta darle un buen acabado. Me parece mal dejar sin completar un dibujo en los términos que él mismo fija. Mi crítico interior parece confundido por esta forma de actuar. Noto que mi sentido crítico está cambiando gracias al proceso de dibujar a base de garabatos. El proceso se convierte en una decisión sobre qué es lo que funciona para completar el dibujo, con independencia de mis preferencias personales. La mente consciente no toma decisiones, sino que la imagen dicta sus necesidades. Tal vez, si hubiera recibido una formación artística académica más completa, habría anulado la imagen a fuerza de destreza. Mi desvío hacia la arte-terapia cortó en seco las clases de arte. Mi mente

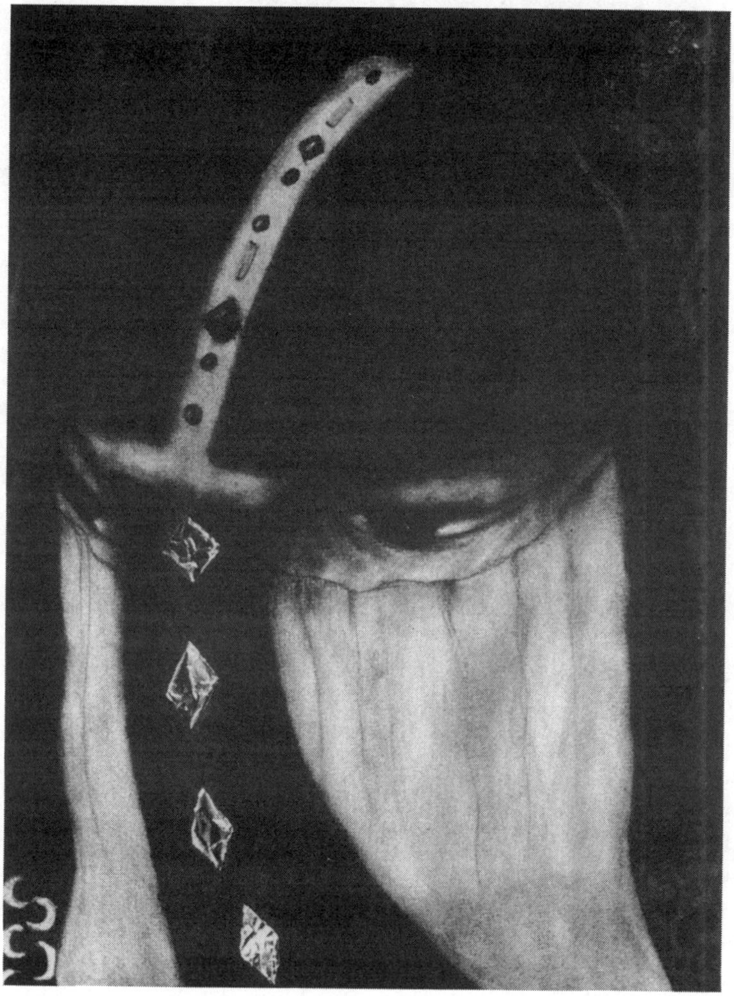

Fig. 8. Mujer con velo *(dibujo de garabatos, pastel).*

consciente había decidido que sobre la mujer del velo debía haber una serpiente pero no tuvo la fuerza suficiente como para anular a la imagen. Empiezo a confiar solamente en lo que «funciona» desde un punto de vista visual según los términos marcados por la imagen.

El siguiente garabato se convierte en una mujer que grita al ver su propia imagen reflejada en un estanque (fig. 9). Es de noche, negra como el betún, y la mujer está agazapada sobre las rodillas. Una pata de caballo puede verse junto a ella. O bien la mujer se está convirtiendo en animal o está montándola por detrás el caballo. La imagen

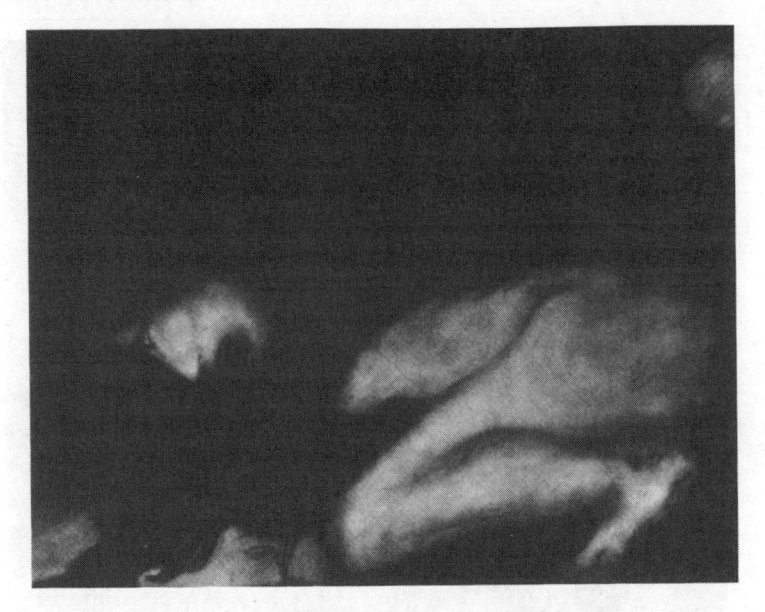

Fig. 9. Reflejo *(garabato, pastel).*

expresa el terror de una unión con el instinto que me recuerda, de forma incómoda, los dibujos anteriores sobre la bestia.

En otro garabato, una mujer rubia juega con la luna. Está acurrucada en una postura juguetona y muestra dos caras, una tosca y voluptuosa y la otra de un frío azul. Estoy viendo un caleidoscopio de imágenes femeninas que me atemorizan y me fascinan al mismo tiempo. Reconozco que me están enseñando aunque no sé realmente lo que significan las imágenes. Surge otra imagen a base de garabatos para hablar sobre la unión de los contrarios. Consiste en una figura central de un pájaro blanco que sostiene una baya roja en el pico y una rata marrón en sus poderosas garras. El fondo, tras el pájaro, está dividido: a la izquierda, el sol en un cielo matutino y a la derecha, el cielo nocturno con la luna. Como los pájaros suelen ser herbívoros o carnívoros, la baya y la rata simbolizan algo sobre la unión de los contrarios que se repite en el fondo. Tengo la curiosa sensación de no ser yo quien hace esos dibujos. Me vienen con facilidad, como si estuviera metiendo un cazo en agua clara y vertiéndola en una copa. Aunque las imágenes me intrigan, no tengo la sensación de posesión o de lucha que experimento cuando trabajo en un retrato de encargo. Esa temporada estoy trabajando en varios encargos de compañeros del hospital. Su ejecución es buena y disfruto haciéndolos, aunque provienen de distinta fuente que los garabatos. Sigo la técnica de lo que funciona visualmente con los retratos, pero las decisiones que tomo son más «mías». Los retratos surgen de las imágenes reales que posan delante de mí, mientras que los garabatos parecen manar de un «archivo» de imágenes arquetípicas que no es mío propio.

Esta calidad arquetípica me incita a buscar un analista jungiano para que me guíe en el proceso de creación de imágenes. Estoy segura de que necesito trabajar con una mujer, ya que tantas de las imágenes están relacionadas con lo femenino, y me doy cuenta de lo poco que sé sobre lo femenino, por extraño que parezca. He valorado el aprendizaje y los logros masculinos conscientemente, mientras despreciaba inconscientemente a las mujeres y me consideraba a mí misma diferente de las otras, contraria a lo que percibía como frivolidad, superficialidad y falta de orientación.

Por medio del Instituto Jungiano local entro en contacto con Louise Bode, una analista. Sueño que corre un río por el centro de Jerusalén, pasa junto a las antiguas colinas y olivares. Continúo con los dibujos de garabatos. Uno de ellos se convierte en un mago que se parece mucho a uno de los psiquiatras con los que trabajo en el hospital, un hombre inteligente pero distante. El mago busca la verdad y sostiene un báculo iluminado. Es un especialista, y lleva todos los símbolos de la autoridad. Me reconozco en él, quiero ser una buscadora de la verdad y que se me vea como tal. El siguiente garabato es, sin duda alguna, el diablo. Tiene la mano extendida como pidiendo su pago. ¿Qué estoy dispuesta a pagar por esta imagen de buscadora de la verdad? ¿Son esos los dos aspectos del terapeuta? No llego a hablar de esto con Louise porque cuando le enseño las dos obras y empiezo a hablar, siento un dolor agudo en el costado. Es tan fuerte que me impide hablar. Se lo digo a Louise y ella sugiere que quizá podamos investigarlo en la próxima sesión por medio de trabajo corporal. Esta idea me intriga pero también me pone nerviosa. Antes de que lleguemos a ponerla en práctica, Louise decide marcharse a California. Me sugiere que continúe el análisis con Lee Roloff, un hombre. Me siento desilusionada y me pregunto cómo llegaré a saber sobre lo femenino. Tengo un breve encuentro con Lee y decidimos empezar en septiembre, cuando volvamos de varios viajes que vamos a hacer durante el verano.

*****

La mujer está furiosa, con el pelo oscuro al viento. Se está arrancando de un niño rubio. Las imágenes de ambos están fundidas, el

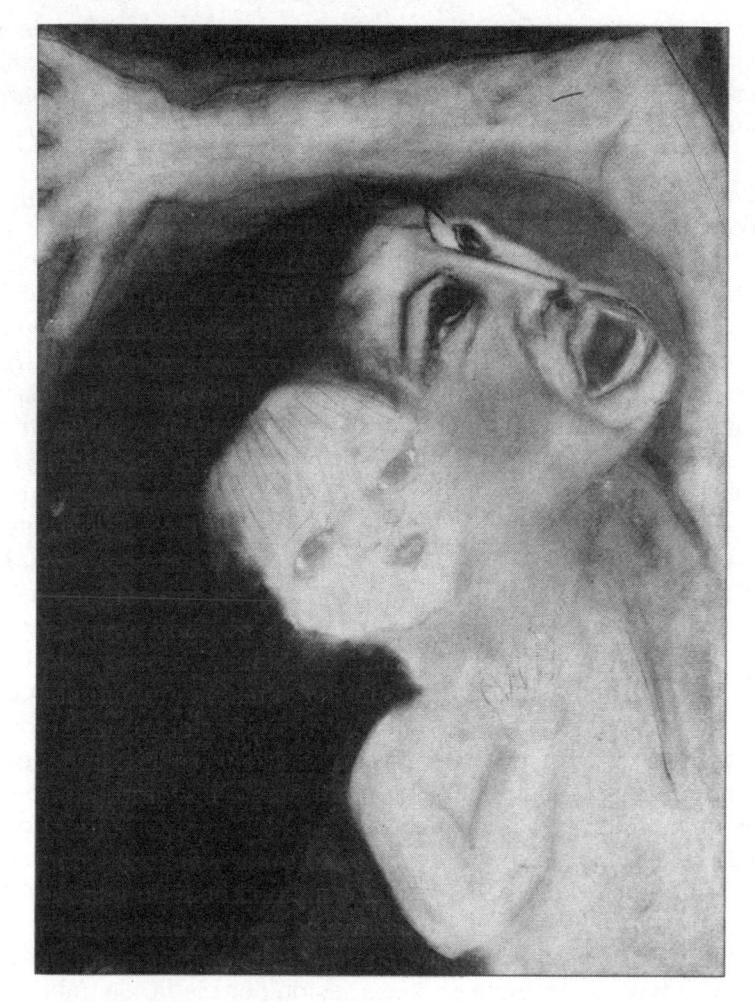

Fig. 10. Mujer con niño *(garabato, pastel).*

estómago del niño es el pecho de la mujer (fig. 10). Llevo este dibujo con pastel para empezar el análisis con Lee Roloff. La arte-terapeuta que hay en mí siente preocupación por la terrible escisión que muestra el dibujo. Aunque este grita su tema al observador, Lee reacciona a una zona del fondo que es de color rojo vivo y magenta. «Trata de descubrir qué expresa para ti ese color», me dice. Le explico que tengo dos motivos para analizarme, que quiero descubrir algo sobre lo femenino para mí misma, pero que también quiero aprender de primera mano, con mayor profundidad, cómo sirve el proceso de creación de imágenes como vía de conocimiento. Quiero encontrar la manera de sentirme a gusto conmigo misma en la profesión de arte-terapeuta.

Antes de que nos fuéramos a Israel me sentía incómoda con el enfoque clínico de la arte-terapia. El trabajar en un hospital en Chicago no ha hecho más que acrecentar mi sentimiento de desaliento. Los pacientes están poco tiempo internados, con frecuencia están atiborrados de medicamentos y no se hace ningún seguimiento, salvo de las pastillas que toman. Hay aún menos oportunidades de trabajar con imágenes de las que tuve cuando trabajé en el centro comunitario de salud mental. El empeño por deducir lo que significa la imagen parece privarla de su fuerza, y, sin embargo, esto es lo que todos, los médicos y los demás profesionales, quieren saber. Este es un enigma que quiero resolver.

Lee no hace caso del tema del dibujo y eso me intriga. Acepto su sugerencia y vuelvo mi atención al magenta, de un rico matiz, palpitante, rodeado de rojo. No tengo ni idea de qué expresa. Simplemente el cambiar de punto de vista hace cambiar algo. La terapeuta que hay en mí se detiene en seco. No tiene que interpretar, asociar ni comprender lo que significa la imagen. Eso me hace sentir a gusto. Algo dentro de mí se relaja y deja sitio para lo desconocido.

Más tarde, ese mismo día, en casa, me olvido del dibujo. La sugerencia de Lee sobre el color, aunque me intriga, no me impele a hacer nada de inmediato. Mientras hablo por teléfono, empiezo a sentir un fuerte dolor en el costado derecho. Dejo el teléfono rápidamente y, recordando el dolor que sufrí cuando mostré los dibujos de garabatos a Louise, decido dibujar el dolor. Esbozo un vago contorno de un torso derecho con un pastel de color carne, sólo el pecho y la pelvis están esbozados, los lugares en que experimento el dolor. Sin pensarlo, escojo varios matices de rosa brillante, magenta y rojo vivo. Mientras pinto, el dolor se intensifica. Llega a ser tan fuerte que tengo que tumbarme en el suelo. Poco a poco, remite una pizca y puedo volver a mi dibujo. De nuevo vuelve el dolor y empeora. Esbozo un torso entero para orientarme hacia la sensación de extensión del dolor. Los colores se intensifican. En un tercer esbozo dibujo una figura casi entera pero todavía amorfa. Ahora el dolor irradia por todo mi lado derecho. Nunca he sentido un dolor como este. Gimiendo, me tumbo en el suelo del cuarto de armarios, para poder estar a oscuras, pensando en qué estará pasando y si no estaré haciendo el tonto pintando el dolor en lugar de llamar al médico. Pienso en ir al cuarto de baño a buscar un analgésico, pero creo que el dolor tiene algo que decirme... y además no puedo ponerme de pie. Llevo una media hora respirando en el suelo a oscuras cuando me viene la idea de modelar un niño pequeño con arcilla. El dolor se ha desvanecido hacia los confines de la conciencia. Me levanto, me preparo una infusión de consuelda y vuelvo al estudio, una diminuta terraza cerrada con cristales en la parte de atrás del piso.

El dolor sigue presente, aunque menos, cuando empiezo a trabajar la arcilla. Respiro hondo en el dolor y la imagen se agudiza. Trabajo rápidamente, doy forma a un bebé que llora de rabia y dolor. A medida que la figura toma forma, el dolor se atenúa. Trabajo unos tres cuartos de hora más y, al final, desaparece el dolor. Me siento cansada pero satisfecha y tranquila. Cubro la figura con plástico para mantenerla húmeda y poder trabajar los detalles al día siguiente.

Me meto en la cama y mientras descanso en ese estado consciente pero cercano al sueño experimento al niño que llora tanto visual como cinestésicamente. Lo veo, lo siento, me convierto en él, en especial los puñitos apretados y la boca abierta en un llanto sin lágrimas. ¿Qué es esto? ¿Es un recuerdo? ¿Me dejaron desatendida cuando era muy pequeña? Tengo la sensación de estar reviviendo una rabia primaria como una experiencia del cuerpo entero, con la sangre latiéndome en las venas y la garganta irritada de gritar, los músculos contraídos, las extremidades agitándose. Soy rabia, no me siento simplemente rabiosa. Después de un descanso, me siento muy liberada. John y yo salimos a cenar más tarde y hablamos del niño. Tengo todo tipo de asociaciones con mi madre y su pasividad. Recuerdo que había que provocarla mucho para que llegase a expresar su enfado. Esas «percepciones» parecen huecas y algo fuera de lugar, aunque me siento impelida a tratar de comprender de dónde sale el niño. Me llama la atención el hecho de que, aunque conozco bien la arcilla porque he trabajado en alfarería, no tengo ninguna formación ni experiencia en la escultura figurativa. Sin embargo, en ningún momento pensé en desoír la llamada a hacer la imagen. Nuestra cena se convierte en una especie de celebración.

Continúo la escultura en los días siguientes, saboreando el proceso. Cuando se seca, la pinto con varias capas de pintura acrílica de color rojo. El niño terminado tiene el aspecto de un recién nacido escurridizo (fig. 11). Lo llevo a la siguiente sesión de análisis envuelto en una toalla y dentro de una caja de zapatos. Establezco la relación entre el magenta del dibujo anterior y el niño furioso, desatendido. Lee se enamora de la imagen y muestra su respeto. Pero, en cierto modo, la sesión me desilusiona. La imagen parece un milagro, pero cuando me enfado en la sesión, porque Lee atiende a una llamada telefónica y se nos va el tiempo, no soy más capaz de expresar mi enojo que antes. Lee habla de cómo vamos a cuidar los dos, como

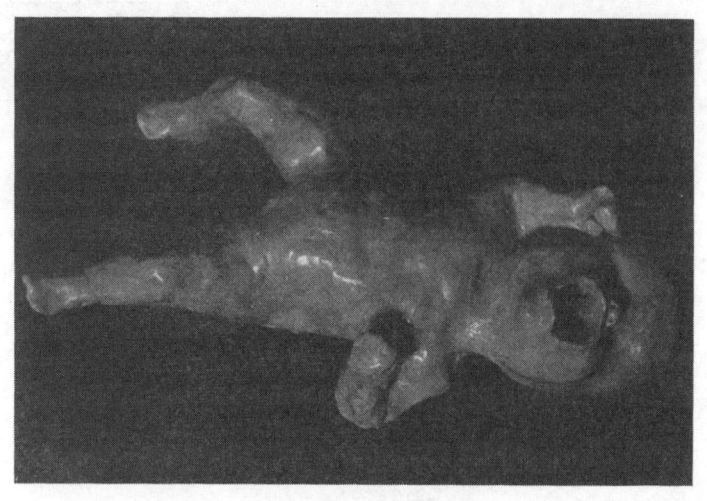

Fig. 11. Niño rojo *(arcilla pintada)*.

padres, al niño en el análisis. «Cuida mucho a tu niño,» me dice al terminar la sesión. Esa misma noche se le rompe un brazo. Lo arreglo llorando. Estoy frustrada por la imperfecta comprensión de Lee y por mi propia incapacidad de expresar mi descontento.

¿Cuál es el objeto de las imágenes? ¿Es un proceso distinto, paralelo a la relación con el terapeuta? En la arte-terapia se supone que la imagen proporciona el terreno común en que el terapeuta y el paciente se encuentran. Reconozco que el niño rojo es la expresión de mis necesidades no satisfechas, pero ¿y qué? Después hago un dibujo sobre mi incapacidad de expresar el enojo que siento actualmente. Dagas de color rojo y rosa se disparan hacia arriba, hacia mi cuello azul y alargado y hacia mi mandíbula apretada (fig. 12). Hago también una pintura libre de un torso que se convierte en cara. También este es de fuertes tonos de rosa y rojo. Estas imágenes diversas sugieren que la realidad es un holograma. Existo en el presente a la vez como una recién nacida que grita y como una adulta que sofoca su enojo y como un torso segmentado cuyo vientre es un torbellino de rabia. Piezas separadas que se mantienen aparte para poder sobrevivir. Estas imágenes me presentan un espectro más completo de mi realidad, más de lo que puede acomodarse entre los confines de la sesión de análisis. Ninguna de esas imágenes es aparente en la superficie; parezco ser una persona completamente corriente y razonable, de temperamento ecuánime.

Hago un dibujo con garabatos que me perturba profundamente. Una mujer mayor con el ceño fruncido y con un ojo izquierdo gro-

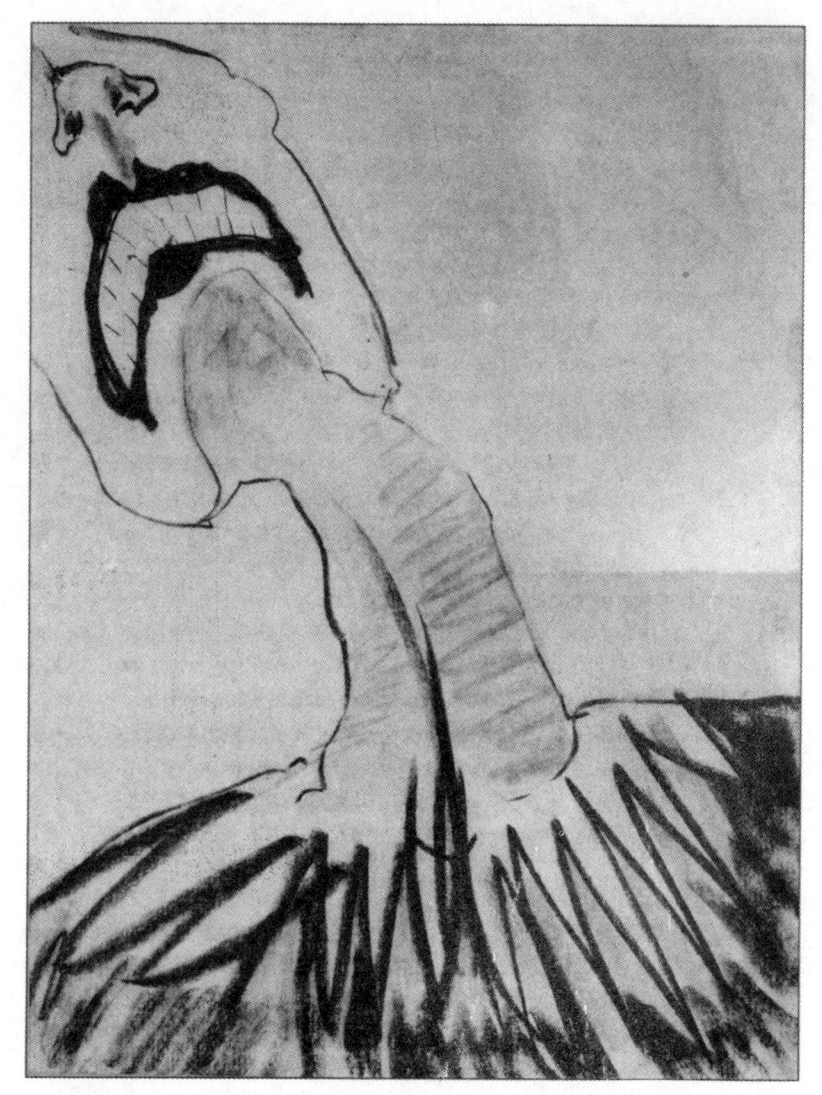

Fig. 12. Rabia contenida *(pastel).*

tescamente exagerado mira desde la lámina. Tiene los hombros encogidos hacia adelante y un ligero gesto de la mano expresa una sensación de desamparo. Tiene unos labios rojos brillantes y una blusa de puntillas. Parece la arquetípica solterona frígida. Lleva unos cuantos símbolos de lo femenino, pero es una impostora amargada. Lo más perturbador son sus «piernas» y sus «zapatos» que forman un círculo cerrado que sugiere una vagina cerrada protectoramente. Lleva una peluca negra que cubre los mechones de su propio cabello y que me recuerda a las mujeres judías ortodoxas que cubren sus cabellos con pelucas. (Siempre me ha intrigado la idea de la esposa ortodoxa que se cubre el pelo y reza separada de los hombres para no distraer a su marido del estudio y la oración. No conozco a ninguna de esas mujeres, pero la imagen me hace pensar en los tabúes contra lo femenino que yo he interiorizado como supresión de cualquier cosa que pueda distraer o debilitar el intelecto.) Es el espectro horrible de la mujer «fuerte» que prefiere el trabajo al amor; ha cerrado a cal y canto el aspecto de sí misma que crea relaciones. Varias de mis mentoras me aconsejaron que me concentrase en el trabajo; me dijeron que las relaciones acababan por desilusionar a las mujeres inteligentes. La imagen dice, amargada: «No te ocupes de lo femenino, no merece la pena». Me siento aliviada cuando Lee me pide prestado el dibujo y lo guarda. Lee no va a ayudarme con los aspectos negativos de lo femenino. No me lo dice, pero esto es lo que surge en nuestro trabajo juntos. A disgusto, me reconozco en esa figura. Tengo mucho que deshacer si quiero abrazar plenamente lo femenino. Una parte de mí cree también que las mujeres que son «femeninas» son menos capaces, menos inteligentes, están menos dotadas. Hasta este momento he estado centrada inexorablemente en mi profesión y he sido muy ambiciosa. Esta figura constituye un vislumbre aterrador de adónde puede llevar ese camino. Mi «ortodoxia» se refiere a la fuerza y autosuficiencia de las mujeres, como reacción frente a la mujer «débil» de la generación de mi madre.

Hago una serie de pinturas y colages sobre cartulina con el tema de las mujeres como santas, que ofrecen comida o sostienen artículos de limpieza como si fueran sacramentos. Reconozco también a esas mujeres. A pesar de mis aspiraciones profesionales, estoy imbuida también de profundas convicciones sobre lo que debe hacer una mujer. Guisar, limpiar y cuidar de los demás son parte de ello; el trabajo gratificante es un añadido a esas tareas, no un sustituto. Estas expectativas no son totalmente conscientes, y ello hace más difícil ponerlas en tela de juicio. La imagen final de esta serie enuncia claramente el problema. Una mujer ataviada con ropa propia de una santa está arrodillada ante un «ángel» varón con unas poderosas y enormes alas que luce una siniestra expresión de tramposo (fig. 13). Conmocionada, me reconozco reflejada en esta pintura. Dentro de mí, lo femenino está subyugado, cede a la promesa de protección de lo masculino. Me he identificado con los valores masculinos a expensas de los femeninos, que me parecen débiles y enfermizos. La paradoja es que en las relaciones reales, parezco bastante fuerte y en

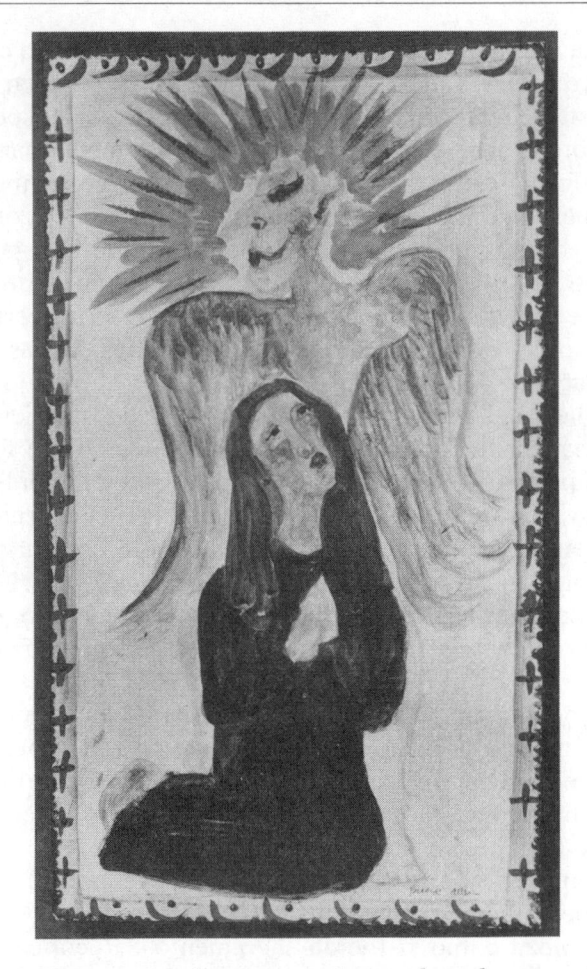

Fig. 13. La santa y el tramposo *(aguada sobre cartón).*

pie de igualdad con los hombres. Me he enorgullecido de no entrar en las mezquinas peleas que observo que otras mujeres tienen con los hombres. Este retrato de mi «matrimonio» interior entre contrarios me deja petrificada. Me siento engañada y estafada. Todavía no sé qué supondrá mi recuperación de lo femenino ni cómo afectará a mi vida, pero quiero saberlo.

Nos mudamos fuera de la ciudad, a un suburbio cercano. Tengo una habitación como estudio y pinto gran parte de ella de rojo. Empieza a parecerse a una matriz y me gusta estar en ella. Me compro un sillón rojo de segunda mano y pinto de rojo el caballete con un atomizador.

Siento bastante confusión con respecto a la creación de imágenes y el análisis. No estoy muy segura de que funcionen conjuntamente. Dibujo una niña en el regazo del monstruo, que ahora es verde, que le lee un cuento de un libro magenta. Reconozco que este dibujo es un reflejo de la relación de transferencia. El análisis tenía algo de la naturaleza del vínculo idealizado entre un padre y su hija pequeña. Allí me siento segura, viendo las imágenes de mi viaje en un libro de cuentos, pero es el analista el que lee. De hecho, me sugiere que descubra cuáles son mis sentimientos sobre la relación usando esas imágenes en forma de libro de cuentos. Pero algo no funciona en este cuadro. La niña necesita avanzar y vivir las imágenes, no oír, bien protegida, cómo se las leen. La imagen reenuncia que el análisis es, en cierto modo, otra versión de mi escisión interna. El analista representa lo masculino como fuerza benigna y lo femenino ya no ha evolucionado hacia una edad adulta enfermiza y pasiva, sino que ha sido restaurado en forma de una niña para que reviva y recupere su poder como mujer. Se me ocurre que cualesquiera que sean las imágenes que surjan a partir de este cuadro, tendrán que ser pinturas al óleo. La pintura al óleo es la técnica que más he estudiado y, aunque estoy lejos de dominarla, siento que es algo serio e importante. La historia debe estar contenida en una forma fiable y sólida; esto es todo lo que sé, nada más.

Incluso después de crear imágenes de gran fuerza sobre la rabia contenida durante tanto tiempo, no me sentí inmediatamente libre de expresar los sentimientos de enojo en el momento. Nunca mostré el dibujo de la figura 12 a mi analista. Era demasiado claro y demasiado conscientemente relacionado con un incidente real, su atención a una llamada telefónica durante la sesión en que llevé la escultura del niño rojo. En vez de expresar mi enfado, argumenté racionalmente que había mostrado su respeto por el niño y que mi enfado por la interrupción era trivial, una conducta típicamente «femenina», me había sentido herida porque un hombre se había distraído de la atención que estaba prestándome: una conducta que yo había interiorizado sin saberlo. Captar la imagen de la mujer con el ceño fruncido me ha llevado años y continúa hablándome. Me dice que las relaciones no merecen la pena, que no es posible ser una misma, realmente, con todo el desorden de las emociones y los sentimientos, de forma que más vale que no me moleste, que lleve la ropa adecuada, que represente el papel cuando sea necesario, pero que la realidad de lo que entraña ser mujer es demasiado dura de aceptar.

Sólo gradualmente llegué a ver hasta qué punto era un timo el que me identificase con lo masculino. Aquellas piezas desgajadas de mi ser me resultaron útiles durante un tiempo. Renunciar a ellas no fue cosa fácil. Además seguía dándose la circunstancia de que para sentirme como una mujer y expresar mi enfado como tal, necesitaba una imagen de esa posibilidad. Todavía no había encontrado la imagen que necesitaba. Necesitamos imágenes nuevas si hemos de cambiar, imágenes de otras posibilidades. Creo que el alma contiene infinitas posibilidades. En primer lugar, las imágenes existentes y que usamos para funcionar deben ser reconocidas. Si ya no son efectivas, hay que llorarlas y, a continuación, renunciar a ellas. Esto causa miedo y nos resulta difícil, pero tenemos que hacerlo en cada etapa de cambio de nuestras vidas.

Durante esta etapa yo podía compartir estas imágenes y hablar de ellas con mi marido y con unas cuantas amigas y alumnas que conectaban con su significado. Esto me permitió incorporar nuevos aspectos a mi propia imagen de mí misma como mujer. Contemplar mis imágenes como terapeuta y profesora era mucho más difícil. Empecé a poner en duda mis valores de racionalidad y control. Me sentía bastante inepta en ocasiones, como profesora y como terapeuta. En aquel momento, no mantenía una relación estrecha con ningún colega, no había ninguno con quien pudiera hablar sinceramente de mis conflictos. El trabajo de creación potenciaba y contenía mi torbellino interior. Sin embargo, aún no había visto las pruebas que el destino deparaba a la niñita que, por entonces, seguía sentada en las acogedoras rodillas del monstruo, ávida de leer la historia de su verdadero yo.

*****

Ciertas imágenes son «tuyas» para que tú las expreses a tu manera, a la vez que tienen un significado más universal. Captar al mismo tiempo el aspecto personal y el universal de una imagen requiere práctica y apoyo; es un baile, una continua alternancia entre lo grande y lo pequeño. El ver las cosas desde un sólo punto de vista tiene inconvenientes, cualquiera que sea la perspectiva escogida. Los terapeutas tradicionales e incluso algunos de los que ejercen la arte-terapia tienden a concentrarse sobre todo en el sentido personal de una imagen. Los jungianos y los psicólogos que siguen la teoría de los arquetipos tienen una visión muy completa de los aspectos culturales y universales de las imágenes, pero a veces pierden de vista la significación que una figura arquetípica puede tener en la vida real de un individuo concreto. Es importante tener presente que esas imágenes tienen una existencia autónoma, un mensaje que comunicar, no sólo a ti, sino también a los demás. Cuando respondemos al «auténtico» arte es porque el artista ha sido capaz de expresar algo que sentimos como una verdad profunda. La idea que tenemos de los artistas como personas que realizan esta tarea expresiva para la sociedad forma parte del mito del héroe que nosotros, como raza humana, estamos superando. Joseph Campbell señala que el genio de Miguel Ángel consiste en que expresó con fuerza el mito predominante de su sociedad. Ahora estamos viviendo la transformación del mito del padre poderoso como figura de autoridad. Esta es una época de transición. En épocas así, todo el mundo necesita crear nuevas imágenes que sirvan de guía, mientras las antiguas se marchitan. Imágenes nuevas están surgiendo en todos los aspectos de la vida. La ciencia nos propone la hipótesis Gaia, la física describe la vida como un campo unificado, la medicina descubre el sanador interior y la relación entre el cuerpo y la mente.

En una época de transición, cuando las imágenes externas que nos servían de guía ya no ocupan su lugar, ya sea en forma de enemigos convenidos, tales como la Unión Soviética, o en forma de modelos de mujer, con un tipo idealizado de físico, cada persona debe mirar hacia su interior para encontrar su propio camino. La creación de imágenes es una forma de lograrlo.

Declara tu intención de explorar los modelos sociales que has interiorizado sin ser plenamente consciente de ello. Puede resultarte útil empezar por elaborar una lista dando un título a las imágenes que pretendes crear, tales como la buena madre, la mujer atractiva, el dirigente, el héroe conquistador... cualquier papel que hayas representado o que hayas observado en otros. Empieza con una imagen que te atraiga, que sea apetecible de explorar. Usa cualquier material que te parezca compatible. Siéntete libre de resaltar el aspecto arquetípico de esta tarea utilizando también ilustraciones de libros, revistas y otras fuentes. Puede resultarte más fácil si utilizas, como punto de partida, la foto de una mujer concreta que personifique el papel que quieres explorar. Tómate el tiempo que necesites para acumular y crear toda una gama de imágenes.

Cuando tengas una amplia variedad, repásalas. Extiéndelas a tu alrededor y ve si hay alguna que te parece numinosa o misteriosa. Cuelga de la pared esas imágenes y declara tu intención de danzar con tu imagen entre lo arquetípico y lo personal. Escoge la imagen que más te acucie y decídete a dialogar con ella. Como ocurre con la imaginación activa, el diálogo tiene lugar en un estado de ligera ensoñación. Pide a la imagen que te diga lo que sepa. Deja que la imagen cuelgue de la pared en un sitio donde vayas a verla durante varios días. Trabaja sobre el sentido personal de lo que aprendas. Escribe todo lo que se te ocurra. Puede que logres nuevas percepciones o tal vez notes que estás reenunciando muchas cosas que ya sabías.

Deja que la imagen siga ahí un poco más. Deja que el sentido personal cale en ti o se desvanezca. Piensa entonces en qué podrías hacer para explorar la dimensión arquetípica de tu imagen. Jung llamó a los arquetipos «formas sin contenido». Piensa en la silueta de una figura vagamente femenina, que luego se llena con tus experiencias de mujeres concretas —madre, hermana, hija, abuela, profesoras, amigas—, hasta comprender toda tu experiencia de lo femenino arquetípico. Si tu experiencia está definida de una forma estricta o rígida, sus posibilidades de cómo ser están limitadas. Al hacer conscientes esas imágenes, les permitimos cambiar, ensancharse. Cuando las formas siguen siendo inconscientes, nuestra conducta es dirigida por fuerzas que no vemos. Aunque gran parte de nuestra experiencia sobre los arquetipos puede verse en los sueños y en las imágenes, también vivimos inconscientemente nuestro contenido arquetípico en las relaciones que mantenemos en la vida real. Encontramos compañeros que llevan la carga contraria y creamos relaciones en las que las expectativas están fijadas, en lugar de ser fluidas. La razón de detenerse en estos arquetipos es que el Yo, o alma, contienen todas las posibilidades. Cuantas más exploremos, más cerca estaremos de comprender la multiplicidad del ser. Podemos empezar a comprender a otros, que se han podido quedar estancados en un papel determinado que los constriñe. Crece nuestra comprensión y compasión hacia nosotros mismos y hacia los demás. Cuando vemos cómo existen en todos todas las posibilidades —dulzura, crueldad, logro, aletargamiento, generosidad, codicia—, podemos renunciar a la necesidad de poner etiquetas a los demás para mantener nuestra propia imagen totalmente positiva. La ceguera ante la multiplicidad lleva a buscar chivos expiatorios y a castigar las diferencias porque tememos lo que es otro en nosotros mismos y tendemos a querer destruir a esos otros que parecen distintos.

Permite que esta exploración te nutra y tal vez encienda la chispa de una nueva fase de creación de imágenes y mantenga así el proceso vivo y activo. Si te parece tedioso, como si estuvieras haciendo los deberes del colegio, déjalo. Como ocurre con muchas de las tareas que se describen en este libro, puedes encontrarte yendo de un lado a otro entre las distintas opciones, algunas más profundas, otras simplemente como relajación y forma de concentrarse. Lo maravilloso del proceso de creación de imágenes es que nos sustenta en cualquier momento, cualesquiera que sean las necesidades que experimentemos, si lo abordamos con intención y atención.

CAPÍTULO TRECE

El conocimiento de la danza

Estoy viviendo historias paralelas. Trabajar en el proceso de creación de imágenes revela que la vida es una serie de realidades múltiples, que se superponen, totalmente distintas unas de otras, pero que, al mismo tiempo, se entrelazan. La conciencia tiende a limitar mi percepción, a corregir los detalles que parecen fuera de lugar. Pero el río que fluye en el fondo de toda vida es rico y tiene múltiples facetas. La simultaneidad de todas esas realidades resulta difícil de captar.

Surgen las imágenes. Hago una máscara basándome en la cara descarnada de la serie anterior sobre el monstruo (fig. 14). En realidad, no decido hacer la máscara, es más bien ella que decide ser hecha. Al releer mi diario me doy cuenta de que hace exactamente un año que hice los dibujos en los que aparecía esa máscara por primera vez. ¿Qué significa la incubación de esta imagen? En el análisis hablo de mi matrimonio, de mi deseo de tener un niño, de mi miedo a la gestación, del miedo que tengo, al haber perdido a mi madre, de estar mutilada, en cierto modo, para todas las cosas que tienen relación con ser mujer.

Pienso en el proceso de creación de imágenes. Las imágenes absorben mi angustia, se resisten a mi interpretación, me hacen conocer mundo. Al principio, parezco ir en busca de una metáfora y, una vez que aparece una con fuerza, se produce una cierta curación. Con frecuencia, la metáfora es fragmentaria, un inicio de *gestalt* dentro de mi ser que crece en significación con el transcurso del tiempo. Como la máscara descarnada: era un dibujo y, ahora, un año después, es un objeto de tres dimensiones que puedo coger y dar vueltas en las manos. Sólo puedo dejarle ser, reconocer que me llega a través mío,

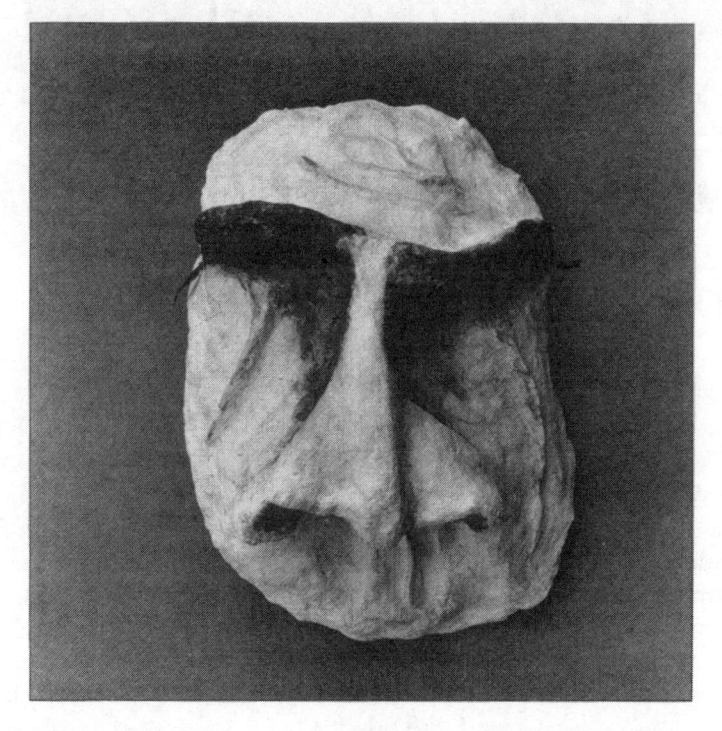

Fig. 14. Rostro descarnado *(Máscara, arcilla de celulosa).*

y confiar en que en algún momento me enteraré de cuál es su propósito.

Observo que las imágenes tienden a ser repetitivas y a calar en mi vida. El truco parece consistir en mantenerme consciente de la imagen, sin precipitarme a asignarle un significado, a clausurarla. En caso contrario, la imagen se desvanece, inefable y perdida para mí, hasta que vuelve a reaparecer bajo un aspecto ligeramente distinto, provocada por los acontecimientos u otros factores que desconozco. Estoy en una especie de mitad de camino que conecta lo que está dentro de mí, a través de la creación de imágenes, con algo más grande que yo. Algo universal, profundo, más evolucionado, una inteligencia con la que parezco comunicarme a través de las imágenes. También me preocupa que esto sea grandilocuente y que yo esté poniéndome dramática.

Mi padre viene a pasar con nosotros las vacaciones de Acción de Gracias. Hace años que no vivimos bajo el mismo techo. Cuando vamos a la ciudad, solemos quedarnos en casa de unos parientes. Al levantarme por la mañana, le encuentro tomándose un vaso de vino de desayuno. Es lo mismo que tomarse un vaso de zumo de fruta, me dice. Ese detalle pincha la burbuja de negación en que he vivido toda mi vida. Le hablo de su alcoholismo, le digo que no puedo estar con él cuando bebe. Esto equivale a hacer detonar una bomba en mi familia. Mi hermano dice que no es para tanto, que hay muchísima gente que bebe más que mi padre. Mi hermana teme que mis palabras causen más daño que bien. Cuando mi padre se vuelve a su casa, la vida sigue. El río la baña toda ella; toda ella es el río.

Después de su visita, hago tres imágenes en pastel de mi padre. Son estremecedoras, pero la calidad del dibujo modula el dolor del contenido. Una parte de mí da un paso atrás para admirar el trazo, los colores, la fuerza. Por medio de las imágenes me siento transportada a través de las lágrimas y la rabia que me consumen durante los días siguientes a su visita, cuando la realidad de su alcoholismo cala en mi conciencia como el dolor de una herida de la que no se había hecho caso antes. La rabia que siento es indescriptible. Las imágenes reflejan la desolación, la muerte, el aprisionamiento en la vanidad y la debilidad. Vivir con esas imágenes me ayuda.

También me ayuda el enseñárselas a mi analista. No por sus interpretaciones, sus asociaciones con Edipo, en la imagen sin ojos, sino por su calidad de testigo. Él presencia mi percepción de la oscuridad de mi padre. Al hacer las imágenes, admito que veo la sombra de mi padre. Al ser testigo de las imágenes, Lee ve lo mismo y no se aleja. Este ver sin retraerse es lo que deshace los juicios, pienso. Si las miro durante suficiente tiempo ¿puedo llegar al perdón? Lee no me insta a ver la luz en mi padre, no niega el poder de la oscuridad. No buscamos su causa. Lee no condena a mi padre ni me condena ni elogia por mi obra. Es un testigo informado que sabe algo sobre la oscuridad y la luz y la sombra. Sabe, y yo llego a saber, que todo versa sobre la oscuridad, la luz y la sombra. De nada sirve negar la una o la otra.

Al recordarlo, veo que al mirar de frente a mi padre y al renunciar a una versión idealizada de él, llegué a comprender algunos aspectos de mí misma. Los retratos me mostraban atributos que le había negado: arrogancia, una especie de fría superioridad y la capacidad de actuar calculadamente a partir de una estrategia para protegerse, en vez de obrar con espontaneidad, de corazón. Esos mismos rasgos, comprendí, se encontraban bajo mi fuerza, mi competencia y mi racionalidad. Había idealizado mi propia autosuficiencia, sin ver que era también una forma de desconfianza y aislamiento. Estas no son cosas a las que resulte agradable enfrentarse y, desde luego, no son cualidades que me guste ver en mí misma. Necesitaba un cambio de valores internos que me permitiera aceptar con agrado la unión con otros, confiar en que podía actuar de corazón y sobrevivir, y dejar que otros conocieran mis necesidades. En aquel momento, me centré más en mi admiración por los dibujos como retratos.

Veía en mi padre una renuencia a reconocer ninguna «debilidad», que es a lo que le hubiera forzado el reconocimiento de su alcoholismo. En aquel momento yo era todavía incapaz de reconocer ningún tipo de vulnerabilidad en mí misma. Las imágenes me permitieron, en cambio, ver el aislamiento que exigía a mi padre el mantener la imagen que se había hecho de sí mismo. Todavía me quedaba enfrentarme a mi propio aislamiento.

Cuando se trabajan a fondo, las imágenes le transportan a uno hacia atrás y hacia adelante, del pasado al presente, entre el yo y el otro, entre lo personal y lo arquetípico. Ganarás discernimiento sobre tu propia vida pero también, si te fijas atentamente, sobre el más amplio contexto del tiempo, el lugar y la política. Mi padre es mi padre personal pero también representa para mí el mito del padre en nuestra cultura, cuyos valores patriarcales dictan que la debilidad es inaceptable en un hombre. La razón para realizar esta obra es que el tejido más amplio de los valores de una cultura sólo cambia por acumulación, a medida que los individuos realizan la difícil labor de cambiarse a sí mismos. Pasar de un modelo jerárquico de sociedad a uno igualitario no puede lograrse dictando leyes solamente. El cambio tiene que tener lugar en la mente y el corazón de los individuos.

*****

Para facilitar este aprendizaje, piensa en la noción de testigo. Piensa en alguien que pueda desplazarse bailando contigo entre los reinos de lo personal y de lo arquetípico. Escoge cuidadosamente a esa persona, alquien en quien puedas confiar y que comparta tu deseo de explorar. Explícale la idea de atención, intención y testimonio. Ser testigo consiste en presenciar y afirmar. Es una habilidad que entraña dejar de lado todo programa personal. El testigo no critica, no elogia, no rechaza ni juzga tus imágenes. Ser testigo es «estar con». En este «estar con», el testigo cambia, se amplía su visión al presenciar lo desconocido y resulta fortalecido por la resonancia. Sé consciente de tus propios deseos. Que haya alguien que presencie tus imágenes no constituye terapia; no hace que se llegue a un diagnóstico ni que se resuelvan los problemas. El que alguien sea testigo de tus imágenes no enderezará instantáneamente los entuertos que sufriste en la infancia, ni salvará un matrimonio ni te llevará a enamorarte. Pero ser testigo es una poderosa forma de conexión y como mejor funciona es cuando hay sinceridad entre las dos partes y una disposición a atender a lo que ocurra.

Escoge una o dos imágenes que desees compartir. Invita a tu testigo a unirse a ti después de explicarle el proceso. Pasad unos minutos juntos contemplando en silencio las imágenes. Haz partícipe a tu testigo de tu intención: ¿Qué quieres preguntar a la imagen, qué quieres saber? Luego, permite el desenvolvimiento del proceso. ¿Qué quieres de tu testigo? De ti depende decidir cuánta conversación es necesaria y sobre qué aspectos de la imagen o si es suficiente un rato de silencio. ¿Quieres que el testigo te haga saber sus sentimientos y sus reacciones?

Tú actúas como director y decides cuándo ha terminado el proceso o también ambas partes pueden escoger un espacio de tiempo previamente acordado. Puedes decidir que los dos actuaréis creando más imágenes en respuesta a la que has escogido. Juntos decidís la relación que váis a mantener en todo el proceso. Si escoges a alguien que también crea imágenes o realiza otro trabajo creativo, quizá decidáis alternar la función de testigo y receptor. Cada relación es única y debe desarrollarse a tu manera.

CAPÍTULO CATORCE

El conocimiento de las pautas

Comienzo una serie de pinturas al óleo basadas en el esbozo de la niña en las rodillas del monstruo. Al decidir hacer este cuadro, la imagen ya no es la niña pasiva en el cálido regazo. En el primer cuadro, el monstruo despierta a la niña. Un pájaro de fuego semejante a un buitre está posado en el cabecero de la cama de la niña. Otros espíritus fantasmales juguetean por la habitación. La bestia trae luz, que inunda la habitación a través de la puerta abierta. La niña mira directamente a los ojos al monstruo sin miedo, encantada, en realidad. El monstruo dice: «Ven, es hora de irte». El ser de la oscuridad aporta luz. Esta imagen comienza la serie misteriosa de los cuadros sobre la niña.

Estos cuadros requieren un lienzo tenso, cuidadosamente imprimado y pinturas al óleo, que son viscosas pero pueden crear una luminosidad intensa. Aplico la pintura con capas de tonos semitransparentes, añadiendo una pizca de pintura a una mezcla de aceite de linaza y barniz de damar. Este material tiene un olor rico y espeso que me encanta. Capa tras capa se va construyendo la imagen con su ilusión de tridimensionalidad.

En el segundo cuadro, la niña está sentada en el hombro del monstruo y se agarra fuertemente a su pelaje verde con los diminutos dedos. Me siento invadida por un placer cinestésico al pintar este gesto. Para conocer a la bestia, tengo que ser como una niña. El pájaro muestra el camino cuando abandonan el dormitorio para entrar en la luz. La niña tiene la cabeza vuelta hacia la habitación, y disfruta de la novedad de ver las cosas desde la perspectiva del monstruo. No se sabe lo que espera más allá de la luz.

En el tercer cuadro, el monstruo lleva a la niña amorosamente en sus peludos brazos y se dirige, a través de un extenso campo, hacia una cueva. El pájaro de fuego está posado sobre la entrada de la cueva, de la que sale luz a raudales. Los cipreses arrojan sus sombras a la luz de la luna. Otros espíritus retozan en la noche.

Una vez en el interior de la cueva, el monstruo da a cucharadas a la niña la materia luminosa, que está en un cuenco. El monstruo ha traído hasta aquí a la niña y el pájaro está impaciente por comenzar el viaje. La niña come con apetito la sustancia en el ambiente acogedor de la caverna. El pájaro picotea a la niña en la cabeza como metiéndole prisa.

¿Qué significan estos cuadros? Cada uno procede de un esbozo a lápiz y el siguiente esbozo lo comienzo mientras estoy todavía trabajando en la pintura del anterior. No tomo ninguna decisión de orden cognitivo sobre el contenido ni sobre cómo debe proseguir la historia. Lo único que intento es mantenerme en lo que funciona, por lo que respecta a la imagen. De este modo, el proceso es similar al de imaginación activa.

La quinta imagen me asusta. Al principio pienso que está fuera de sintonía con lo que ha estado pasando antes. La niña se encuentra frente a frente con una altísima mujer-madre-santa de color azul, que adoctrina a la niña sobre el dolor y el sufrimiento fríos y azules por medio de los cuales se alcanza la santidad. La niña, desnuda y pequeña, contrasta con la mujer, con su túnica azul, voluminosa y abrumadora. Mientras la niña contempla hipnotizada, la muerte alarga una mano desde su escondrijo entre los mantos de la mujer para cerrar sus dedos huesudos en torno a la niña y arrebatarla. Los guías que había tenido la niña antes, el pájaro y el monstruo, no aparecen por ninguna parte. ¿O han cambiado de forma para producir esta visión?

La figura azul lleva una máscara y se señala la mano, que está herida con los estigmas. Sus mantos definen un vacío desde donde acecha la muerte. Si la niña entra, morirá o se convertirá, como la mujer, en un esqueleto con máscara y manto, un títere de lo inconsciente. La figura representa la elección de la niña de destruirse para alcanzar la santidad, de seguir el curso pasivo pero poderoso de la negación de sí misma. La mujer es una ilusión que se ofrece a la niña para instruirla sobre lo femenino, lo que debe afrontar si quiere continuar su mítico viaje y realizar su auténtica identidad.

En mi diario se advierte una confluencia de sucesos en torno al periodo en que pinté este cuadro. Tengo una intensa sensación de pérdida y reflexiono sobre mi vida para encontrar la causa. Empiezo por el trabajo. Supero algunos inconvenientes con mi horario en el hospital. Hablo con mi colega de la universidad donde doy clases y

EL CONOCIMIENTO DE LAS PAUTAS 129

tratamos sobre algunas de las dificultades que encontramos los dos. Pero persiste la sensación de fatalidad. Entonces me fijo en la fecha y me doy cuenta de que a fines de febrero es el aniversario de un momento difícil en mi vida, los días que precedieron a la muerte de mi madre. Recuerdo: ella está en casa sufriendo de un tumor cerebral inoperable que no ha respondido a ningún tratamiento. Se niega a tomar calmantes narcóticos a causa de las alucinaciones que sufre como efecto secundario. Pasa de los estados de inconsciencia a los de conocimiento, incapaz de encontrar una postura cómoda. Pregunta a mi padre si está muriéndose y él no la contesta, pero las lágrimas corren por sus mejillas. Me sorprende su pregunta; a mí me parece que lleva muriendo, lentamente, a pedacitos, desde hace ocho años, cuando le apareció el cáncer. Unos días después de hacer aquella pregunta, muere.

Sin intención consciente, estoy pintando la sexta imagen de la serie de la niña; está empujando a la figura femenina a un turbulento remolino. La niña rechaza la iniciación al dolor y el martirio que ofrece la figura. La máscara piadosa de la figura resbala y revela que era la misma muerte la que había estado tratando de seducir a la niña desde el principio.

Después de terminar este cuadro, me invade la soledad. No puedo empezar el siguiente. Pasan las semanas y la soledad persiste. Me hago nuevas preguntas sobre el proceso de creación de imágenes. Tal vez la gratificación estética sea algo primordial cuando la creación de imágenes tenga por objeto aceptar algo doloroso. El lento proceso de la pintura al óleo asegura que puedo mantener el equilibrio y funcionar en mi vida exterior durante el viaje mítico de las imágenes. La serie de la niña contiene material muy difícil, las enseñanzas conscientes e inconscientes que he recibido, de mi familia y de la religión, sobre lo que supone ser mujer. Externamente hago frente a lo femenino evitando su profundidad. Un rechazo directo me parece un riesgo terrible. Sin embargo, las pinturas «funcionan»: tienen una integridad, como imágenes, que me sostiene en un momento de triste soledad.

Entonces surge una máscara. Paso horas formando un molde de pasta para la máscara. Es una vieja conocida, con una lengua perversa y sarcástica, pero que llama a eso decir la verdad, de la forma más cruel. Nunca había tenido un rostro hasta ahora. La encuentro en otras mujeres que conozco y que rechazan la parte dulce de lo femenino y demasiadas veces la he encontrado también en mí misma. La máscara me lleva muchísimo tiempo. Tras esculpir los rasgos, aplico capas de tiras de papel empapado junto con cola, que se secan y forman la máscara (fig. 15). Como la máscara descarnada, esta mujer azul es un artefacto que arroja el río en tres dimensiones. No había estado en mí de forma totalmente consciente. Trato de controlar mi sarcasmo y mi dureza al hablar. Pero la rabia me gotea por debajo de mi máscara de piadosa buena chica. Mientras esculpo, recibo una llamada de una colega enfadadísima que está casi fuera de sí por un feo que piensa que le he hecho. La exageración de su enojo me irrita; después me siento aliviada tras una discusión sincera, aunque dura.

Pasan los meses; los sueños y otras cuestiones llenan las horas de análisis. Lo que va a ser el séptimo y último cuadro de la serie de la niña está inacabado en el caballete rojo. Sueño que participo en una danza del dragón, con máscaras, un ritual lento y ondulante. Sueño que estoy embarazada y a punto de dar a luz en medio de un grupo de mujeres en casa de una comadrona. Dos mujeres mayores, parientes de una de las futuras madres, dan vueltas de un lado a otro y, viendo manchas de sangre en la alfombra, hacen chasquear la lengua con desaprobación.

Me siento dispuesta a terminar el último cuadro. Creo que sé lo que necesita. De momento, la niña está arrodillada en medio de un charco rojo de sangre. La niña está sola tras la destrucción del mundo. Esta muerte ha durado años y años. Creo que en el charco rojo de sangre va a crecer una flor blanca. Quiero que de esta muerte surja vida. Pero estoy deprimida y siento una intensa presión en el pecho. El dolor que me oprime el corazón es muy fuerte. No existe el tiempo para el corazón. Cada herida es nueva y las lágrimas no derramadas se agolpan en él con los gritos no proferidos, una rabia fiera como los dientes del perro que se ensaña con la presa. ¿Cómo puedo desatar todo esto? ¿Es realmente posible que las imágenes, simple papel y pintura, lo contengan?

Sueño que llego a una tienda exactamente a las cinco en punto a comprar un libro de arte-terapia. Pienso «quizá me lo vendan aunque sea tarde». Entro, pero las mujeres, que están preparándose para cerrar, no me hacen caso. Una cierra la puerta. Tomo el libro y pido que me dejen salir, pero me dicen que no: «Si quiere salir, tendrá que hacerlo por la puerta trasera». Me acompañan a una puerta trasera que se abre sobre un sótano lleno de cosas, oscuro y abarrotado. La entrada está bloqueada y no se ve puerta alguna. Me enfado con la mujer y le digo: «No quiero salir por ahí». Ella se encoge de hombros y me doy cuenta de que puedo ir por ahí, pero que me va a costar. Mi camino en la arte-terapia será a través del sótano oscuro y abarrotado.

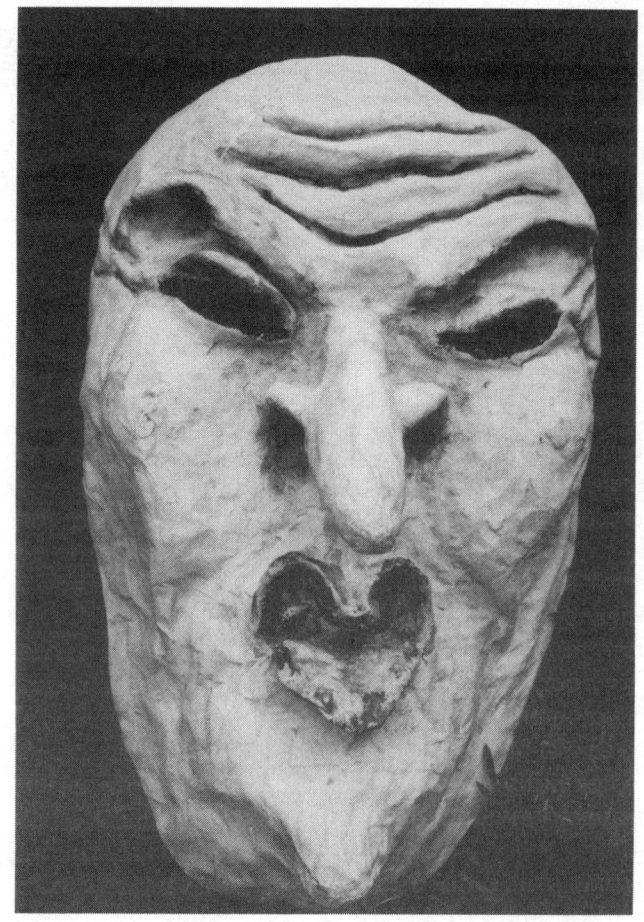

Fig. 15. Máscara azul *(papier mâché).*

He estado trabajando en un artículo para una revista especializada en arte-terapia. Se lo doy a leer a un estimado colega, muy famoso por su propia cruda sinceridad al hablar, y me dice que es «injurioso». Comprendo que lo ha escrito la mujer azul, dejando suelto todo su veneno y su despecho, criticando a los arte-terapeutas por defectos que también yo comparto. Sus palabras furiosas son hirientes pero no ofrecen ninguna alternativa constructiva.

Sueño que estoy recuperándome de amnesia. En el sueño, para orientarme, me arrodillo y dibujo una mujer con tizas de colores en un camino con pavimento negro. Por sugerencia de mi analista, realizo este dibujo en un papel negro, como el pavimento. Dibujo una rubia con cara de luna de formas vagas, con los brazos extendidos y un pelo revuelto y amarillo. Es demasiado grande para el papel; no me caben en él ni la parte baja de las piernas ni los pies. Siento resistencia ante esta figura de cara de luna. Trato de realizar un dibujo libre en respuesta a mi resistencia. Una figurita diminuta se apoya contra una pared entre una mujer rubia que baila voluptuosamente y un monstruo de lengua colgante que surge de un recipiente de oro. Me identifico con la figurita, que parece bastante abrumada. Temo las fuerzas de la feminidad instintiva, que he invitado a mi vida sin conocer realmente las consecuencias.

Los dos días siguientes trabajo en otro dibujo, a base de garabatos, que se convierte en otra mujer rubia que amamanta a un bebé. Es otra versión, más definida, de la figura del sueño y del dibujo libre. Como ocurrió en la serie de la bestia, el monstruo ha sido sustituido por un bebé que mama feliz de los grandes pechos de la mujer. Esta es una relación totalmente distinta de la niña con lo femenino, no el temible adoctrinamiento de la mujer azul. ¿Es ella la que espera a la niña tristemente arrodillada junto al charco rojo de sangre? Esta figura rubia es tan completamente distinta de mí, clara y voluptuosa cuando yo soy morena y delgada, que parece claro que representa un arquetipo dentro de mí, una imagen de lo divino en una forma que necesito tener. El salir al encuentro de la vieja imagen de la mujer como una bruja regañona, usurpadora de lo masculino, amarga y cruel, me ha permitido hacer sitio para la llegada del potencial nutricio.

Sin embargo, todo lo que la niña conocía, su legado, ha desaparecido. Sigue arrodillada junto al charco de sangre, llorando su pérdida. El cuadro es de un rojo profundo, el rojo de la sangre, de la rabia, del pesar y del dolor. El cuadro se va haciendo más oscuro hasta que sólo queda un halo dorado en torno a la niña en el paisaje asolado. Una vaga máscara se hunde en el charco y la niña la mira desaparecer.

Sólo después de transcurridos muchos años, cuando ya había leído bastante sobre el chamanismo, se me ocurrió una metáfora aceptable para las imágenes de la serie misteriosa. La ingestión de una sustancia y las visiones terroríficas que la siguen constituyen un elemento común de la iniciación al mundo mítico o de los chamanes. Este mundo mítico existe en todos nosotros pero no suele penetrarse en él. Cuando hice los cuadros, no comprendí su mensaje. En realidad, expuse toda la serie en una muestra con el título de «Imágenes sin historia» en el Centro de C. G. Jung de Evanston, Illinois, como parte de mi trabajo de doctorado. Invité a los asistentes a escribir sus propias versiones de la historia tal como ellos la veían, una forma de testimonio, aunque en aquella época todavía no estaba utilizando la palabra ni la noción del testimonio. Aunque algunos de los comentarios me resultaron útiles, tuve que esperar a que mi propia percepción madurase para que la historia pudiese anclarse en la conciencia.

Los cuadros sobre el misterio me mostraban una versión de mi historia. En ella, unos seres me conducen a la oscuridad para ser iniciada con luz y encontrar la fuente de los sentimientos olvidados. En el fondo de la rabia hay duelo y pérdida. Aceptar esas imágenes, incluso sin entenderlas plenamente, permite que salga a la superficie la siguiente faceta de lo femenino: voluptuosa, plena, nutricia. Esta mujer representa aspectos vulnerables que nunca consideré parte auténtica de mí misma. La compasión que irradia sólo puede salir a la superficie una vez que se ha permitido hacer lo propio a los deseos de venganza y a la rabia.

Por fin comencé a ver que la rabia había estado allí desde siempre, sin que yo la reconociera, en las piadosas monjas, en mi santa madre. La máscara de la mujer azul saltó de los cuadros a la forma tridimensional bajo la forma de máscara, que representa la acritud de los medios por los que mi rabia, y la de muchas mujeres, se filtra, no de forma directa sino a través del cotilleo, de la aspereza y del sarcasmo.

Los cuadros exigían ciertos materiales, pintura al óleo y lienzo. Esto me hablaba de la seriedad de esas imágenes, el alma me pedía atención, me decía que se trataba de una obra importante, que prestase atención. Al mismo tiempo, la forma y la técnica la hacían más fácil de compartir en un foro público; me sirvieron de ensayo para aprender a relacionarme con mi obra siendo yo misma; fueron el comienzo de mi comprensión de que necesitaba testigos.

Cinco años después de la terminación de los cuadros, recibí un mensaje. Durante el tratamiento vi mentalmente el último de ellos, la niña arrodillada junto al charco rojo. Luego vi a la niña levantarse lentamente y alejarse. Comprendí que se trataba de un mensaje que me decía que, en un nivel profundo, yo seguía llorando a mi madre. Me sentí liberada como para dejar que otra cosa sustituyese mi antiguo duelo. Considero esta experiencia como un hito en mi desarrollo espiritual.

Esos cuadros cuelgan ahora de las paredes de la escalera que lleva al estudio que tengo en el sótano, donde continúo explorando mis imágenes al mismo tiempo que trabajo con otras personas y con sus imágenes.

*****

Nuestro mito personal está tan profundamente arraigado en nosotros que es difícil verlo, aunque vivimos de él cada día. Nuestro mito es lo que genera las pautas de nuestro comportamiento, cómo respondemos a los demás, nuestras expectativas sobre la vida. Nuestras pautas se repiten en grande y en pequeño a lo largo de toda nuestra existencia. El conocer nuestras pautas, sin juzgarlas ni luchar por cambiarlas, forma parte del trabajo con las imágenes. Declara tu intención de conocer una versión de tu mito, reconociendo que puede haber muchas versiones. Dale forma de relato arquetípico, visto a través de tu yo niño. Empieza por recordar tu más temprano recuerdo o fragmento de recuerdo. Haz esa imagen con el material que ella requiera. Puedes considerarlo un amuleto o la clave del resto de la historia.

Luego, usando la imaginación activa para que te sugiera un personaje o un comienzo para el argumento, permite que la imagen te lleve a una historia. Por ahora, no te preocupes de si la historia confirma o refuta alguno de los «hechos» de tu vida. Líbrate de las personas, de los nombres y de los sucesos reales. Muévete en el dominio de la imagen y sus pautas y deja que surja el relato. Una vez que tu historia se detenga, mira si puedes figurarte una forma que pueda contener las imágenes. Puede ser un libro que hagas, puede ser una serie de dibujos o de escenas modeladas. Esta historia es tu poema épico y puede llevarte mucho tiempo completarla. Quizá necesites palabras o música; quizá sea un drama que haya que representar. Confía en la imagen para que te guíe en los métodos que necesitas seguir. Tal vez descubras que necesitas aprender un método o una técnica determinada de creación de imágenes. Este paso corresponde a la preparación para una tarea mítica a la que frecuentemente se someten los personajes de los cuentos. Puede aparecer en tu vida un profesor o un mentor. Manténte abierto a todas las posibilidades.

Respeta este proceso en su estado de imágenes y te llevará a nuevas percepciones. Considera a lo largo del camino qué tipo de testimonio es necesario. Originariamente, los miembros de una comunidad compartían un mito básico y el testimonio se daba en forma de ritual periódico. Puedes crear nuevos rituales y nuevas comunidades en los que vuelvan a considerarse sagradas las historias. No te apresures ni presiones: es tu vida que se despliega. Lo que a ti te corresponde hacer es observar y disfrutar del proceso de creación de imágenes, incluso en los momentos en que se manifiesten sentimientos difíciles. Míralos pero déjalos marchar. Haz lo que sea necesario para cuidar de ti mismo mientras estés dedicado a esta obra.

Erase una vez una criaturita con
mucha luz. La Luz le hizo ponerse
un gorro de que contenía sabiduría.
Una sabiduría que apuntaba
hacia las estrellas del firmamento
y ellas le

La luz tambien le otorgo una
barita magica para que con ella
tocara con amor y alegria
la vida de las personas, los
animales y todos los seres vivos
de la creacion.
Las estrellas la regalaban le
fuego cosmico con el que atraves
de su gorro y bañaba su tunica
de estrellas. Decian los Angeles
Angeles que si la abrazabas
una estrella caia del firmamento
tunica
para regalarte un deseo. d
Esa criaturita era un regalo de
Dios para la humanidad.

CAPÍTULO QUINCE

El conocimiento de la vida

Dibujo a un niño en un bosque, mirando hacia arriba, sobresaltado por un sonido. Se detiene como si le hubiera llamado una voz desde el pasado lejano. Preparo cuatro grandes piezas de táblex y comienzo otra serie de cuadros al óleo. Pinto un ser con cabeza de lagarto al que mira un hombre rudo bien trajeado. Una escalera separa ambas figuras. En uno de los peldaños hay una rosa. Pienso en mis primeros intentos en la imaginación activa, cuando bajaba la escalera hacia las profundidades. Siento resistencia hacia los cuadros. No sé qué estoy haciendo con ellos. Hay tres. En uno, las figuras hablan juntas en el banco de un parque. En el tercero están casándose o, al menos, lo parece. Trabajo en ellos varias semanas, pero no puedo resolver el rostro del hombre, así que al final lo borro con trementina y guardo los cuadros, sin terminarlos. Nunca llego a utilizar la cuarta tabla.

De todas formas, no me gusta el táblex. La superfice es dura e inflexible. La pintura se emborrona pero no penetra realmente en la superficie y la transforma, como ocurre con el lienzo. Las tablas se resisten a mis esfuerzos, no me hacen concesiones. La pintura se desliza y sólo corre si la aclaro con trementina. Falta sutileza. ¿Por qué no puedo ser pintora como los demás, de la manera que parece ser la normal? No puedo escoger un tema y luego trabajar con diligencia y seguirlo hasta el final y producir una obra que tenga cierto sentido una vez colgada en las paredes de una galería. Lo único que puedo hacer es ser captada por una imagen, trajinar con ella hasta que deja de hablarme. Entonces espero, sintiéndome impotente y desesperanzada. Aunque la espera y la confusión que he experimentado con otras imágenes siempre ha terminado teniendo sentido en algún momento, eso no me consuela en el momento actual de desesperación.

Dibujo una figura acurrucada bajo el rincón del Universo, mientras la energía espiritual gira en remolinos alrededor y arriba. Sin embargo, la figura está en un desierto fuera de la fuerza de la vida. Visito a un médium que me dice que este año forcejearé con Dios.

Sueño con un bebé hermosísimo y me entero de que estoy embarazada. Es otoño. Este era nuestro plan, arreglar las cosas de modo que tuviera el niño en mayo, después de terminar las clases, tomarme vacaciones en verano y luego volver a trabajar en septiembre. Tengo ideas sobre una escultura suave que quiero hacer, pero siento una fuerte resistencia a ir al estudio. También siento resistencia a continuar con el análisis. Tengo un largo trecho que conducir que me cansa, pero me siento indecisa, inacabada.

El embarazo me agudiza los sentidos y me acrecienta la conciencia de lo físico. Las sensaciones placenteras, tales como hacer el amor o comer, se vuelven aún más placenteras. Incluso el tacto y la textura de la ropa se me hacen más sensibles. John me trata como si fuera especialmente valiosa. Me canso fácilmente y me dejo rendir por el sueño. Me sorprendo al sentirme cómoda con los cambios del cuerpo, la pesadez, la calma. Me hago más contemplativa y siento que mis pensamientos y mis ambiciones se retiran. Antes, buscaba estas sensaciones agudizadas, este sentimiento de estar viva en el río y en la creación de imágenes. Ahora, estoy viviendo en un estado de mayor animación. La necesidad de crear imágenes no es tan apremiante.

Mi energía se siente atraída hacia el piso de arriba, hacia la luz, a coser y hacer cosas para el niño. No pinto, sino que hago ropa, un edredón, un albornoz. El estudio me parece grande, frío y extraño. Asisto a un taller titulado «El embarazo de la terapeuta» y hago un dibujo que es todo cuerpo, redondo y lleno, sin cabeza. Una amiga soltera expresa su alarma cuando le enseño el dibujo. «¡No pierdas la cabeza, no renuncies a la mente!», me advierte. Como si todo lo que soy estuviera en juego en un solo lote. Un niño a cambio de tu poder, Rumpelstiltskin. Tengo energías de sobra para trabajar, no me preocupa. Desecho con ligereza sus inquietudes. El embarazo me ha aumentado. Me siento favorecida por la Diosa, iniciada en sus misterios, mujer al fin. Me siento poderosa y estoy convencida de haber cruzado un umbral detrás del cual no pueden perseguirme mis dudas.

El mes en que salgo de cuentas me siento distraída, desasosegada, con ganas de volverme hacia mi interior. Los próximos pasos de mi carrera se ciernen sobre mí: trabajo de doctorado, investigación,

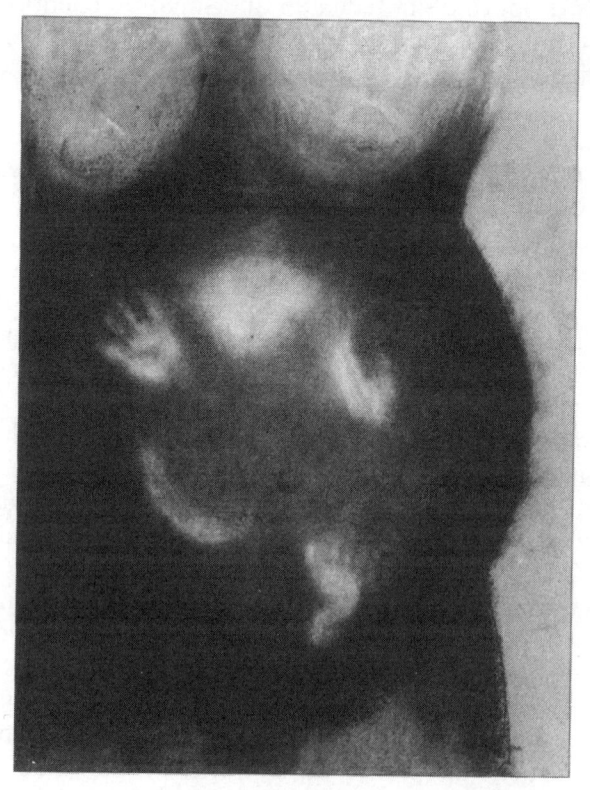

Fig. 16. Sueño preñado *(pastel).*

escritos, las exigencias del trabajo académico que he escogido. Una revista internacional acepta un artículo que hemos escrito entre otro colega y yo. ¿Descubriré que tener un hijo suplanta a todo esto? No puedo imaginármelo. Siempre he sido una planificadora y este es mi plan. Pero tan pronto me siento cansada como llena de energías. ¿Puedo hacer algo más? Quizá mi amiga tenga razón y acabe en bata y zapatillas, trajinando por la casa con un aspirador, olvidados los libros y las pinturas. He visto algunas mujeres en el parque que miraban al vacío mientras sus hijos jugaban. La idea me da escalofríos. De pronto me siento como un niño fanfarrón atado en el asiento delantero de una montaña rusa en el momento aterrador en que llega al borde de la primera cresta. Como la niña de los cuadros misteriosos que come afanosa la luz y recibe visiones que no esperaba. ¿Cómo cambiará mis planes, mi vida, el pequeño ser que estoy a punto de alumbrar?

Dos días después de la fecha en que salgo de cuentas, sueño que tengo el vientre translúcido y que veo la mano y el pie del niño que se aprietan contra el espacio que los encierra. Hago varios dibujos de este estado mágico (fig. 16). Hago un molde de escayola de mi torso. Ninguna de esas piezas tiene cabeza. Doy las últimas clases del semestre, entrego las notas. Todo va discurriendo de acuerdo con mis planes. Ya estoy lista. Tomo el tren al centro de la ciudad, porque me han dicho que caminar provoca el parto.

El embarazo es el río. Estoy inmersa en la vida de una manera que nunca había experimentado antes, con una conciencia de lo físico que aplasta los pensamientos. He pasado de ser un ser pensante a otro que siente. Es un estado de fortaleza en que me siento más abierta al mundo, encantada por lo que veo y oigo a mi alrededor. Impaciente, la víspera del nacimiento de Adina me pinto dándola a luz, esperando en la magia.

El alumbramiento es fuerte y rápido. John está ahí y baña a Adina unos minutos después del nacimiento. Me refleja su admiración y maravilla. Como incontables mujeres antes que yo, tomo en brazos a mi hermosa niña y dejo a un lado el dolor. Estoy triunfante, completa, orgullosa. Adina, con su mechoncito de pelo negro, se parece al dibujo del nacimiento que yo había hecho.

Pasan meses antes de que vuelva a acordarme de mi diario y de mi estudio. El alumbramiento y el periodo que le siguen son oceánicos. Recuerdo mi sueño de infancia, en el que me encontraba atrapada por la marea, mi primera pintura con Naumburg del océano implacable, y recuerdo que cuando tenía ocho o nueve años me vi arrastrada una vez bajo las olas un verano, cuando jugaba en una playa de la costa de Jersey. En mi memoria, lucho y lucho y sólo cuando me siento tan cansada que dejo de luchar, me devuelven las olas a la orilla, agotada pero entera.

El embarazo, y especialmente los dolores del parto y el alumbramiento en sí, han sido así: fuerzas contra las que no puedo luchar. Una vez más me devuelven a la orilla, agotada pero entera, pero también totalmente distinta. ¿Recuperaré alguna vez mi sentido de identidad individual? El cuerpo que por fin sentí como mío, ¿volverá a ser mío? ¿Volveré a crear imágenes para hacer mi camino a través de la abrumadora imagen de la madre? ¿Volveré a fiarme de la creación de imágenes para saber quién soy?

Volví efectivamente a la enseñanza en septiembre, como había planeado. La separación de Adina fue dolorosa. La primera o las dos primeras semanas hice llorando todo el camino hasta el trabajo. Sólo tenía que ir al campus dos veces por semana, por lo que era más soportable. También estaba trabajando sobre la planificación y organización de un simposio profesional y considerando iniciar el programa para obtener el doctorado, que era necesario si quería seguir en la universidad. Era feliz y estaba muy ocupada. Si mi dedicación al arte y a escribir iba un poco a salto de mata, en cambio mi vida diaria era rica y plena. John admiraba mi capacidad de cuidar de nuestra niña y me confirmaba en mi sensación de que lo estaba haciendo bien.

La vida estaba enfocada hacia fuera, como tenía que ser conforme me adaptaba a las muchas nuevas exigencias a que tenía que hacer frente. El papel de madre me parecía cómodo y emocionante, de un modo que rozaba la euforia. El trabajo con imágenes que había hecho hasta entonces me permitía aceptar a mi hija y a mi marido y disfrutar de ellos en esta nueva familia que habíamos creado. Me imaginaba que había terminado para mí el doloroso trabajo con las imágenes, que había resuelto los problemas pendientes. Volví a perder de vista, como me había ocurrido durante mi primer trabajo de arte-terapeuta, la continua necesidad de mantenerse en contacto con el río, con la vida interna del alma. Me sentía fuerte y capaz y no podía imaginar que pudiera sentirme de otro modo. Tenía apoyo en la vida como madre, un grupo de mujeres con niños de la misma edad. Nos veíamos una vez por semana para charlar y compartir y para que nuestros hijos jugasen juntos. No fue hasta seis meses después, cuando el río se desbordó, que me sentí impelida a reanudar el proceso de creación de imágenes y a pasar a la siguiente fase de aprendizaje. Los tres cuadros de la mujer de cabeza de lagarto continuaban guardados, inacabados, y seguían constituyendo un enigma.

*****

Las experiencias físicas fuertes son otra forma de entrar en el proceso de creación de imágenes. Aunque el embarazo es una experiencia especialmente poderosa y me suscitó imágenes, hay muchas otras experiencias físicas que pueden tener el mismo efecto. El truco consiste en mantenerse consciente y alerta, prestar atención a los fenómenos que experimentamos. Conocemos la vida a través de nuestro cuerpo, de forma que cuando una sensación física nos llama la atención, otras formas de experiencia se dejan fácilmente de lado. El cuerpo puede abrir la puerta al alma o desviarnos de ella.

A las mujeres, el ciclo menstrual nos proporciona fuertes imágenes de la transformación de la rueda de la vida. Nos han acostumbrado a desoír, prácticamente, esta rica fuente de imágenes, aunque hubo un tiempo en la antigüedad en que las mujeres se reunían para llevar a cabo un ritual numinoso. El tabú menstrual se originó en la fuerza de esta señal de sangre. Nosotras que apresuramos nuestra vida, descuidamos una oportunidad mensual de meditar sobre el ciclo de toda vida. Al desoír o desdeñar nuestra sensación física, rechazamos una fuente de sabiduría.

Tanto a los hombres como a las mujeres, las experiencias de esfuerzo físico —una carrera a pie, un recorrido largo en bicicleta, el buceo, la escalada— les suscitan imágenes. El dolor, la enfermedad y las heridas también proporcionan oportunidades de cambios en la conciencia que producen imágenes. Es frecuente que esos toques físicos de atención vengan para entregarnos un mensaje que, de otro modo, habríamos renunciado a escuchar. Considerar el dolor como una imagen que atraviesa el cuerpo nos permite considerar distintas soluciones aparte de la de tomar analgésicos. El centrarnos directamente en el dolor, el sentir la experiencia, en lugar de huir de ella, es frecuentemente una solución más eficaz para el alivio del dolor.

Una lesión de rodilla que sufrí esquiando me tuvo varias semanas de reposo en el sofá. En la forzada soledad y quietud, las imágenes de frustración y desvalimiento dieron paso a una imagen de vulnerabilidad que expresé con una pequeña escultura de un corazón abierto. Empecé por sentir desprecio por mi torpeza y mi caída. Sólo gradualmente, la experiencia de estar «rota» me llevó a comprender que solamente por medio de nuestra rotura podemos dejar a otros que participen en nuestra vida.

Recuerda tu propia vida física, desde la infancia hasta el momento actual. Fíjate en lo que recuerdas. ¿Cómo se trataron las enfermedades, las heridas o los acontecimientos físicos, tales como la pubertad, en tu vida? La intención es utilizar la experiencia física como vía de conocimiento. Tómate el tiempo que necesites hasta que te venga a la memoria una experiencia particular. Puede ser actual, como un simple dolor de cabeza o los espasmos menstruales, o un suceso más serio, como una operación quirúrgica o una fractura de huesos. Fíjate en todos los recuerdos que acuden a tu mente, el lugar, las circunstancias, las reacciones de los demás. Deja que tu mente se ponga en situación de aceptar imágenes. ¿Cuál es la que se presenta? Una vez que la imagen sea clara, créala con el medio que te parezca más adecuado. Estás utilizando la creación de imágenes para clarificar y ampliar un recuerdo de una experiencia física.

Cuando hayas terminado, cuelga la imagen. Considera que tu cuerpo tiene algo que decirte por medio del dolor y las molestias. Puede ser algo sencillo, como pedir más descanso, o tan complejo como una sugerencia de que cambies de vida. Pide a tu cuerpo que sea testigo de tu imagen y presta mucha atención a las respuestas físicas mientras estás contemplando la imagen. Piensa en la posibilidad de compartir tu experiencia con tu médico, si estás en tratamiento. Es frecuente que este trabajo te haga cambiar tu percepción de una enfermedad o de una lesión y permita que surjan nuevas posibilidades.

Si eres una persona que rara vez presta atención a su cuerpo, considera la posibilidad de llevar un diario somático de imágenes durante una semana. Cada día a la misma hora, usa materiales artísticos para crear una imagen de tu sensación corporal inmediata. Si eres una persona muy verbal, sáltate el diario y registra las imágenes solamente. Al final de la semana observa si te sientes distinto. Observa qué tipos de temas aparecen en tus dibujos. ¿Cambian a medida que transcurre la semana?

CAPÍTULO DIECISÉIS

El conocimiento del pesar

Estamos en noviembre de 1983. Voy de viaje a Nueva Jersey a ver a mi padre, que está gravemente enfermo. No quiero ir. Estoy muy atrapada por mi propia vida, dando clases de posgrado sobre arteterapia, cuidando a mi niña y preparando una apretada temporada de vacaciones. Además, nuestra relación atraviesa un momento difícil. Hace un año aproximadamente que hablé a mi padre por primera vez de su alcoholismo. Le dije en voz alta la palabra «alcohólico». Estaba frente a la persona en que se había convertido tras tantos años de abusar del alcohol: sin contacto con los que le rodeaban, repitiendo las mismas historias una y otra vez, amargo y crítico. Mi padre, un hombre inteligente, divertido, cariñoso, se había visto arrastrado a lo largo de los años por un mar de ginebra. Finalmente, su estado empeoró y traspasó el umbral de mi negación.

El enfrentamiento no había servido de nada. Digo «alcohólico» pero él oye «borracho». Es una pelea descorazonadora. La Navidad en casa de mi hermana es agotadora ese año. Mi padre está confuso y dolido por su ambivalente negativa a servirle una bebida. Está tratando de seguir mis indicaciones, con la esperanza de que nuestra actitud le haga buscar ayuda. Yo no soy tan optimista. Sencillamente sé que no puedo seguir inactiva en la espesa niebla gris ni un momento más, haciendo como si conversara con él.

Llego a Nueva Jersey imbuida de la fantasía de que Adina, mi niña, puede devolver a mi padre la forma de ser que tenía durante mi infancia, cuando contaba cuentos sin parar y tenía un humor juguetón. El coger en brazos a esta preciosa criatura le redimirá.

Entro en la habitación del hospital, fresca y oscura, con las persianas echadas para impedir la entrada del brillante sol de las primeras horas de la tarde. Tiene aspecto débil, encogido, pero despierto:

tiene los ojos castaños llenos de luminosidad. Le pregunto si quiere ver a Adina. Estoy segura de conseguir que las enfermeras me dejen traerla y si no, estoy resuelta a meterla a escondidas debajo del abrigo. «No», me dice. ¿Cómo puede no querer verla? Me siento dolida, enfadada. Sigue tan testarudo como siempre.
—¿No quieres verla?
—No.
Lentamente, a lo largo de los días siguientes, sentada junto a su cama, la realidad, su realidad, me alcanza. Veo un hombre que labora para morir. Toda la niebla ha desaparecido, todo disimulo, las capas de desilusión y las dudas sobre sí mismo. Mi padre está muriendo su muerte. Me recuerda a Adina en su desvalimiento y franqueza. No tiene ningún miedo, como si siempre hubiera sabido lo que era la muerte. No gasta bromas, no se resiste, no se queja. ¿Es que sólo podemos ser francos cuando no nos queda más remedio? No, siempre hay opción. Hay una quietud en esta habitación que me atrae. Estoy deseando venir al hospital. Hablamos un poco sobre su infancia, la casa en que se crió, su madre, que murió antes de que yo naciera. Me doy cuenta de que nada de esto trata de mí. Nada de cómo fue conmigo, con cualquiera de nosotros. Lo formaron sus propios comienzos, como a todos los demás. Recuerdo algo que solía decir mi madre antes de morir de cáncer, hace muchísimos años: «Morir no es tan fácil como parece». Se lo repito y sonríe. Le digo que hable a mi madre de Adina y me siento al mismo tiempo tonta y aliviada. Asiente con la cabeza. Noto que me siento más suave con él durante mis visitas, del mismo modo que él se ha suavizado hacia lo que le espera. Quisiera ser capaz de mantener la franqueza que siento cuando estoy con él. Me siento avergonzada de mi soberbia al ponerle una etiqueta con mi instinto de diagnosticar. Experimento algo como la simultaneidad. Él sigue siendo el mismo de siempre, no se ha convertido en un santo. El dolor que se ha causado a sí mismo y a otros existe, pero se ha perdonado, creo, no negado. Este perdón no tiene nada que ver con lo que he hecho o dejado de hacer. No soy más que testigo de un instante intemporal.

Cuando yo era niña, mi padre nos llevaba a mis hermanos varones y a mí a los bosques que había cerca de casa a jugar y a explorar, los domingos por la mañana después de ir a la iglesia. Ahora está en los bosques, pero solo. Estoy en el lindero del bosque anhelando la plenitud a la que creo que se dirige. Empiezo a comprender por qué no quiere coger en brazos a Adina. Ella es un lazo apasionado con la vida y él está desatando todos sus vínculos con ella. Adina es lo que me mantiene en el lindero del bosque, capaz de volver a los conflictos y las alegrías de cada día. Él tiene que penetrar en el bosque. Vuelvo a casa de mi hermana a dar de mamar a Adina que chupa ruidosamente, tomando la vida con alegre apetito, y luego se me duerme en el regazo entre los preparativos de la cena en la bulliciosa cocina. Con ella en brazos en el sencillo centro de la vida, soy yo quien se redime.

Mi padre murió a principios de diciembre. Siento más alegría que pena en el funeral. Parientes a los que llevo años evitando cogen en brazos a Adina y me hablan de cuando yo tenía su edad. Me vuelvo a encontrar tejida en la tela de la familia extensa, al menos de momento, consciente de que mi vida se estira hacia atrás, hacia mi infancia. Compartimos alimentos, risas y recuerdos en la casita decrépita en que me crié. Esta escena me trae los mejores recuerdos que tengo. Mi padre hubiera disfrutado en esta fiesta.

Al volver para Navidades ese año, me siento más unida a mi familia, profundamente en paz. La muerte de mi padre y cómo murió nos ha dado esto. Como ocurre con muchos tipos de dolor, veo más claramente el dolor de sus últimos años ahora que ha terminado. Fue un fantasma en mi vida durante mucho tiempo, atrapado en su propio laberinto. Algo de lo que se había perdido parece recobrado con la muerte de mi padre.

Después de las vacaciones regreso a casa, al gris sin paliativos del invierno de Chicago, y reanudo las clases, la rutina diaria en casa y en el trabajo. Espero que las lecciones que he aprendido a la cabecera de mi padre continúen tan claras en mí como si me las hubieran tatuado en la piel. Trato de incorporar algo de lo que sé a mi solicitud para entrar en un programa de doctorado y en la que tengo que incluir el plan de un curso. Estudiaré cómo el arte refleja y media en esos profundos pasos de la vida, el nacimiento y la muerte. Llamo a un hospital local para enfermos terminales para unas posibles prácticas. La enfermera responsable parece escéptica pero acepta entrevistarme. Dice que normalmente no aceptan voluntarios con una pérdida tan reciente. Le aseguro que se trató de una muerte excepcional y que le hemos llorado.

Dentro de mis múltiples planes, me siento ligeramente deprimida, estoy resfriada y me quedo afónica. Es normal, me digo, es invierno, es el desfondamiento tras las vacaciones. Mantengo mi rutina, pero el aletargamiento continúa. He perdido la tranquila seguridad y el sentimiento de paz que tenía. Cuidar de Adina es un esfuerzo, enseñar es laborioso. Quizá sea algo más que un resfriado. Decido hacerme un reconocimiento médico, quizá esté enferma. Describo los síntomas a mi doctora, a la que sigue a todas partes una estudiante de medicina de ojos brillantes y en avanzado estado de gestación. Le digo que me canso mucho, que no tengo muchas ganas de tener relaciones sexuales, que no disfruto mucho de nada. La doctora me pregunta qué cambios he experimentado en mi vida. Hablo de Adina, que tiene seis meses, de la muerte de mi padre, y rompo a llorar. Se muestra comprensiva y me alcanza una caja de pañuelos. Sus palabras han desatado sentimientos de tristeza que yo había estado negando en medio de mi gran actividad. Llorar me alivia. No lloré mucho después del funeral; entonces sentía una gran paz.

La doctora parece preocupada al ver que las lágrimas no disminuyen.

—¿Desearía usted estar con su padre? —pregunta solemnemente. Luego se vuelve a la estudiante y dice:

—Estoy comprobando si tiene pensamientos suicidas.

¿Cómo se atreve? Dejo de llorar y siento el cuerpo rígido de rabia. Me seco los ojos:

—Soy terapeuta —digo con calma—. Y no tengo pensamientos suicidas.

Estoy enfadada conmigo misma por demostrar mis sentimientos, furiosa con la doctora por convertirme en objeto de una lección sobre los peligros que acechan en un reconocimiento médico de rutina. Quisiera formular una queja por sus atenciones melodramáticas, pero me da apuro haber llorado y haber mostrado mi dolor, como si una terapeuta no pudiera sentirlo. Me ofrece enviarme a un psicólogo pero declino fríamente. Me marcho de allí agitada por lo imperfecto de la comprensión de la doctora y descontenta con mi propia respuesta, cansina y defensiva.

¿Cómo es que no he visto venir esto? ¿Cómo podía imaginarme que la alegría de reencontrarme con mi padre podía anular el inevitable sentimiento de pérdida? Pienso en llamar a alguien pero no sé a quién y, además, no sé adónde van a llevarme esos sentimientos y no tengo palabras para expresar el terror de no saber.

No hay forma de evitar la pena, no hay forma de esperar a que pase de largo. No se va por sí sola ni con el tiempo. Sé que tengo que ir hacia ella y la única forma que conozco es el proceso de creación artística. Es la tristeza la que finalmente me devuelve a la creación de imágenes. Una vez más, no es algo que deseo sino algo que necesito desesperadamente. La creación artística me sostiene y me contiene en la materia prima de mis sentimientos de una forma que rara vez he probado a confiar a personas. Mi enojo contra la médica no hace más que confirmar mis expectativas, se hace eco de viejas heridas. Temo que me entiendan mal, que me malinterpreten, que se equivo-

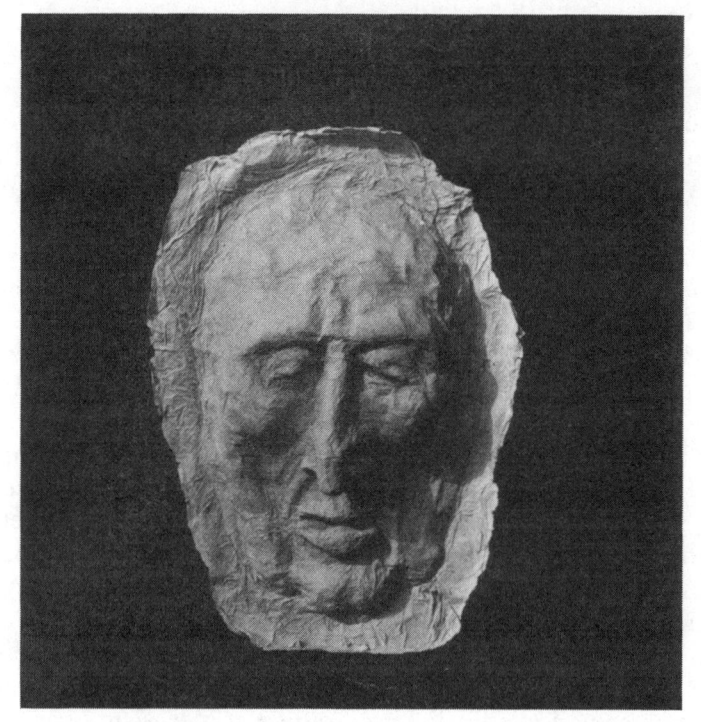

Fig. 17. Máscara de mi padre *(papier mâché).*

quen conmigo. Confío en el proceso de creación. Me he sentido atemorizada al abrazarlo, pero nunca abandonada. Las herramientas y los materiales se mantienen fielmente dentro de sus respectivas naturalezas, sin romper promesas, sin traicionarme. Pero, con todo, siento una desesperada necesidad de contacto humano. Quizá sea por eso por lo que, en este momento, quiero hacer una máscara, en recuerdo de mi padre. La conversación con la médica me ayuda a ver qué es lo que he estado evitando, qué es lo que me ha alejado de mi centro. Puedo tolerar sentirme expuesta y vulnerable aferrándome a la idea de la máscara. La creación artística me devuelve la sensación de finalidad, vuelve a situarme en la corriente de mi vida, me indica el río.

En casa, saco fotos de mi padre. Algunas datan de mi nacimiento. Está delgado y contento junto con mis tíos. Otras son más recientes y en ellas aparece hinchado y cansado. A medida que se acercaba su muerte, se parecía más a cuando era joven. He hecho varias máscaras de estas ya, la mujer azul furiosa era una de ellas, y he instruido a mis pacientes sobre cómo hacerlas. Hay muchos pasos; es un proceso lento y, a veces, tedioso. Necesito un proceso lento que me mantenga presente en mis sentimientos; si no, volveré a huir a mi actividad desaforada, en el momento mismo en que disminuya el dolor, aunque sólo sea un poco. Saco un cuenco para la base de la máscara y tomo para modelar un poco de pasta gris endurecida. La pongo en un viejo molde de tarta y la meto en el horno a baja temperatura para que se ablande. Tengo que trabajar en la cocina, en el estudio del sótano hace demasiado frío. Adina juega y gorjea en su silla alta. La pasta tibia, ligeramente grasa, tiene un tacto agradable y se adapta fácilmente al cuenco. Este proceso para hacer máscaras, ideado por Kari Hunt (Hunt y Carlson, 1961), implica hacer un molde y luego usar *papier mâché* para dar forma a la máscara. Los primeros pasos son especialmente lentos y eso es bueno. Entro cómodamente en un espacio en que emergen los recuerdos, surgen los sentimientos. Mi padre hace el payaso en muchas de las fotos y casi siempre está tocando a alguien o con alguien en brazos. No recuerdo cuándo perdimos la capacidad de abrazarnos, pero en algún momento nos encontramos demasiado lejos dentro de nosotros mismos, habíamos pronunciado demasiadas palabras falsas, como para llegar el uno al otro incluso con un gesto.

Abandono las fotos y me centro en la labor que me espera. Consigo terminar la forma básica, aún sin refinar, de la cara antes de que Adina se ponga a lloriquear y quiera comer. Estoy cansada pero lanzada. Las dos nos quedamos dormidas mientras le doy de mamar en el sofá.

Al día siguiente tengo clases y no puedo dedicarme a la máscara. Cuando vuelvo, examino las fotos y miro las imágenes de mi padre que colecciono, incluso un desolador dibujo a lápiz que hice cuando estudiaba arte y que está lleno de dolor sordo y de odio. Después de la muerte de mi madre, mi padre se vio atrapado en su propia pena y la apagó con la bebida. Le dibujé en estado de letargo frente a la televisión, con un veneno que no reconocí en el momento. En casa, durante las vacaciones de la escuela de arte, registré sobre el papel lo que todos nos negábamos a admitir, que la pérdida nos ensombrecía la vida. ¿Cuánto tiempo hace que perdí a mi padre? El dibujo me permite ver los sentimientos pero no es suficiente, en absoluto, para resolverlos.

Empiezo a construir los rasgos y la cara adquiere forma, su cara. Lloro mientras trabajo, las lágrimas se quedan como cuentas sobre la superficie grasienta de la pasta de modelar. De pronto soy una niña pequeña que explora su cara con dedos diminutos y él me hace bailar por la cocina mientras canta una canción tonta y rítmica para que me ría. Es un recuerdo de mi cuerpo que revela una confianza plena.

Le veo a través de los ojos de la infancia y siento un amor total. ¿Era él consciente de eso? ¿Supo alguna vez lo incondicional, lo total que había sido mi amor por él? Yo no lo sabía hasta que no lo redescubrí en aquel momento, con las manos sobre la máscara de su rostro. Miro a Adina y su cara se ilumina con una sonrisa. Prometo seguir consciente del poder del amor que nos une. Prometo recordar lo formidable que es la confianza que tiene un niño en sus padres.

Trabajar la arcilla me absorbe. Entro en mis sentimientos de una forma tan intensa que el pasado y el presente convergen. Siento una dolorosa pérdida. Nadie que yo conozca de ahora en adelante le conocerá nunca a él. Adina no le conocerá nunca. Nunca volveré a participarle mis éxitos. Cuando terminé la carrera, fue con John a la ceremonia de graduación. La víspera estuvo en la sala hasta pasada la media noche, charlando y bebiendo con mis compañeros, cuyos padres se habían ido, muy sensatos, a dormir a hoteles cercanos. Me fui a dormir contenta de que mis amigos disfrutaran de su compañía y con la esperanza de que no tuviera resaca al día siguiente y me hiciera pasar un apuro en la ceremonia de graduación. Y no la tuvo.

Vuelvo a experimentar mi amor por él y mi propio sentimiento de ser amada. Todo esto surge al trabajar la arcilla. Estoy centrada en esta experiencia por medio de la creación de la máscara que se forma bajo mis manos, conteniendo y honrando tanto el dolor como la alegría. La presencia de Adina y sus necesidades me anclan en el presente. Hay que darle de comer, cambiarla, mimarla. Estoy cansada, destrozada por el trabajo de hoy, pero he encontrado la parte positiva del pesar. El tocar recuerdos antiguos me ensancha y me vincula a Adina además de a mí misma. El río se hace remanso tras la turbulencia.

Incluso cuando no puedo trabajar en la máscara, saber que está progresando me consuela. Me encuentro pensando en ella en los momentos más raros, cuando estoy conduciendo, y cada vez más a menudo. Los días siguientes me parece más fácil trabajar sobre ella. Paso un día refinando los rasgos, usando los dedos, algunas herramientas para trabajar la arcilla e incluso cosas de cocina, como un espetón de la barbacoa. Preparo los materiales para hacer la máscara propiamente dicha. Rasgo un periódico viejo en trozos pequeños y los pongo en cubos de agua, uno para las hojas normales y otro para las tiras cómicas del dominical. Tienen que estar uno o dos días en agua para que se ablanden las fibras del papel. Me encanta la simplicidad del *papier mâché*, lo corrientes que son los materiales: hojas de periódico y cola de empapelar. Mi padre solía leer el periódico a diario y yo también lo hago y ahora pienso en él cuando lo leo, un pequeño punto de contacto. Esto no es arte «bello», sino un trabajo de arte.

Hasta la cocina está muy fría hoy cuando me siento a poner capas de papel sobre la máscara de arcilla. El agua de los cubos está helada, así que me mojo las manos con agua caliente de vez en cuando para soportarlo. Primero pongo una capa de texto en blanco y negro, observando que he hecho pedazos las esquelas mortuorias y los anuncios por palabras. Luego aplico la cola de empapelar previamente mezclada y que tiene una textura como de sopa, y luego una capa de tiras cómicas, para estar segura de que he puesto una segunda capa completa. Más cola y, a continuación, otra capa de texto en blanco y negro. La superficie impresa oculta toda sensación de que se trata de una persona. La máscara es demasiado lisa, quiero un aspecto más arrugado, de persona de edad. Experimento con papel de arroz, con toallas de papel y con pañuelos de papel para conseguir el efecto adecuado. Esta es la cara de sus últimos años, sin idealizar. Los ojos, hacia el interior, no me miran. Cuando estaba muriendo, su mirada era tan firme y tan clara... pero muchos de mis recuerdos se refieren a que no me veía, vuelto hacia su interior, hacia su propio dolor o, más allá de mí, abstraído. Ahora, para que se seque, hacen falta dos o tres días como mínimo. No logro volver a trabajar en ella en toda una semana.

Sacar la máscara de la pasta tiene truco. En este momento de transición, la figura de papel es muy frágil. Temo que no salga, que no sea lo que yo quería, que no salga nada. Pero sé que este sentimiento se me pasará si no abandono el trabajo. Este es el momento de aceptar la imperfección; quiero salir de él deprisa. El impulso de abandonar el trabajo crece y luego desaparece. Pero tengo que sacar la máscara suavemente, con cuidado en las partes que están enganchadas para evitar rasgones. Una vez separada de la pasta, levanto la máscara a la luz para buscar los puntos débiles. Recuerdo las manos de mi padre el verano anterior a su muerte. Negaba que se sintiera mal, pero tenía las manos como papel seco, sin fuerza, manchadas por la edad. Hago unas ligeras reparaciones y decido no recortar ni terminar los bordes. El borde en bruto da la sensación de que la imagen surge de un sueño o está desvaneciéndose en una bruma. Aplico dos capas de gesso blanco para imprimar la superficie antes de pintarla. Ahora es una fantasmal máscara mortuoria. Las sombras de la cocina que se va oscureciendo juegan en los contornos de los rasgos. Me quedo ahí sentada hasta que el ruido de la puerta del garaje me sobresalta. John entra en la cocina y me sacudo para volver al presente. John admira la máscara al pasar por la cocina. No puedo ni intentar expresar con palabras todo lo que significa.

Más tiempo de secado, más espera. Me vienen bien todas las fases del trabajo manual que entraña la creación de una máscara, me alivian de todos los sentimientos y recuerdos. Ahora estoy resuelta a hacer un buen trabajo y me resulta sedante preparar la máscara para su fase final. He empezado a sentir que volvía la energía también a mi vida. Quizá esté terminando el duelo.

Por fin, la máscara está lista para pintar. Cada fase tiene su principio y su fin, todos ellos llevan al final del proceso. Preparo las acuarelas, una paleta de cristal, un recipiente de agua, papel de cocina y los pinceles. Vacilo, reacia a terminar, pero los sensuales colores de la pintura vencen mi resistencia a acabar. Pintar la máscara es un proceso delicado. Trabajo un rato y luego lo dejo. Los rasgos parecen chillones, casi cualquier color es demasiado. Cojo un frasco pulverizador de la tabla de la plancha, que está junto a la lavadora pero que apenas se usa. Rocío una fina nube de agua sobre la pintura húmeda y observo cómo corre por las grietas y las arrugas, definiéndolas. Después de mucho pintar y despintar, los labios quedan del rojo justo. El azul de Prusia y el gris Payne definen las sombras. El proceso de creación está en marcha, curándome y superponiéndose al pensamiento consciente y al juicio. Esta absorción en el proceso es lo que sana, estoy convencida. Durante un momento, olvido por completo el tema; soy una con el río. Admiro la máscara desapasionadamente, como artista, y me siento satisfecha. Luego miro una vez más, como una niña que ofrece una última prueba de cariño y estima y me siento contenta de haber honrado a mi padre (fig. 17).

Me siento renovada, aliviada. Pienso en las conferencias de arteterapia que podría dar sobre el pesar. Empiezo mi formación para entrar como voluntaria en el programa del hospital de enfermos terminales. Trabajar ahí me servirá como prácticas para el trabajo de doctorado. Espero trabajar con agonizantes, pero todos los encargos que recibo son para trabajar con niños que han perdido a uno de sus padres.

Cuando vuelve a surgir el dolor, me pilla desprevenida. Es junio de 1984, el Día del Padre. Estoy aturdida, no estoy preparada para el impacto de esta fecha. John está fuera de la ciudad hoy. Estoy inmersa en ese sentimiento de sinsentido que fácilmente deriva hacia el deseo de morir. Me arrastro al estudio a dibujar. Hago un dibujo de calentamiento en rojo y gris que es explosivo, violento. El gris es sosegado, pero no tiene fuerza suficiente para disipar el rojo. Intento un dibujo a base de garabatos con la mano izquierda, la no dominante, con la esperanza de pillar desprevenida a mi mente racional y llegar a la fuente de esos sentimientos que me han sacudido como un martillazo. Es un ángel dormido. Otro garabato, un ángel con un bebé. Uno más, un padre ángel que da la bienvenida a su hija. Una sensación de ahogo. Eso es, muere y únete a tu padre. Es tan tierno ahora, todos sus defectos han desaparecido. La persona a la que yo tanto quería ya no está oculta bajo capas de bebida y engaño, tan obtusa, tan lejana. Ha vuelto a mí un momento. Quiero que vuelva. Estoy exhausta y guardo los dibujos. El dibujo a base de garabatos es bueno cuando me encuentro al borde de unos sentimientos demasiado duros para hacerles frente. Coloco una lámina de papel sobre un tablero en el caballete, cierro los ojos y dejo que la barra de pastel serpentee en líneas que se superponen. Luego lo miro y busco una imagen o una forma a la que pueda inducir a cobrar vida. Luego, retrocedo y dejo que la imagen hable.

Los garabatos son para descubrir el problema, pero no resuelven nada, simplemente señalan el camino y, a veces, desatan los sentimientos. Al día siguiente vuelvo a pintar la escena, más completamente, con pintura acrílica sobre tabla. Medito sobre la imagen del padre ángel y la hija más a fondo y permito que se desarrolle un diálogo. La hija ya no parece tener alas. El padre la despide con ternura, la consuela pero la devuelve a la vida, a su vida. Morir, como decía mi madre, no es tan fácil como parece. Pero, por otro lado, tampoco lo es vivir.

Estoy enfadada y cansada de este trabajo. Las exigencias de mi vida exterior no cesan para que pueda buscar la fuente de mi tristeza. Sé que esta es la vía de vuelta al equilibrio, al río. Sé que los sentimientos se alojarán en mis músculos si no se expresan, pero estoy cansada. Uso un poco de arcilla para intentar aliviar el enojo. Mientras trabajo, estoy llorando. Es con Dios con quien estoy enfadada. ¿Por qué yo? ¿Por qué es la pena la fuerza que define mi vida? Cuando bajo los ojos veo que he hecho una figura agachada, vencida, que mira hacia arriba y pregunta ¿Por qué yo? El interior de la figura está hueco, vacío. Así me sentí a los quince años, cuando murió mi madre. ¿Por qué yo? La figura no tiene ojos. No logro ver el sentido del dolor.

No hablé a nadie de estos dibujos hasta que no escribí este libro. A diferencia de la máscara, que tiene ciertas cualidades de acabado, artísticas, además de ser un recipiente de la emoción, los dibujos a base de garabatos son toscos. Son un conducto directo y me asustaban. ¿Tendría razón la doctora, después de todo? ¿Tendría deseos suicidas? ¿Necesitaba medicación, ingresar en un hospital? Si me hubieran dado ese tipo de ayuda, ¿habría disminuido mi dolor, o sólo se habría aplazado? ¿Y si hubiera enseñado esos dibujos a alguien, a un terapeuta, incluso a un arte-terapeuta? Si esa persona no hubiera conocido el pesar, ¿me habrían ayudado las imágenes a comunicárselo o le habrían dado miedo? ¿Es suficiente el arte? Me ayudó a liberar suficiente sentimiento como para que mi vida fuera más soportable y los objetos, especialmente la máscara, me permitieron compartir mis sentimientos cuando me faltaban las palabras. Siento la comprensión de los demás cuando miran la máscara. El arte me permite admitir mis propios sentimientos y, finalmente, ver algo universal en mi experiencia. Los garabatos me muestran cuánto he perdido realmente y lo hondamente que lloro esa pérdida, y que verdaderamente yo quería estar con mi padre. El suicidio es la pérdida física de uno mismo. Puede correr parejo con una pérdida simbólica del yo.

Me quedo asombrada cuando me doy cuenta de hasta qué punto la creación artística ha ocupado el lugar de las personas en mi vida. Cuando murió mi padre, no acudí a los amigos para que me consolaran o compartieran mi tristeza. He mostrado la máscara en varias conferencias sobre el uso del arte en el proceso de llorar a los muertos. Es muy distinto de compartir el dolor cuando estamos padeciéndolo. Al volver la vista atrás, veo que mi método de hacer frente al dolor se forjó a través de mi experiencia de la enfermedad y muerte de mi madre. Nuestra familia era partidaria de una especie de estoicismo público que rara vez se quebraba, ni siquiera cuando estábamos a solas.

La creación artística abre muchas posibilidades a la curación, y la más importante de ellas es la de permitir el desarrollo de una relación. Primero tiene lugar la relación con el propio yo durante la creación de la imagen. Percibí mis sentimientos cuando creé la máscara de mi padre. Ese paso me hizo estar más presente en mis sentimientos y ser más capaz de aceptar el consuelo que me ofrecían las personas más allegadas a mí, mi marido y mi hermana. Compartir las obras en conferencias y exposiciones me permitió experimentar sin riesgo la empatía de los demás sin sentirme abrumada. Una mujer mayor me preguntó sobre el método de hacer máscaras después de mi exposición. Dijo que se daba cuenta de que nunca había llorado la muerte repentina de su marido de un ataque al corazón. Se había visto empujada a dirigir el negocio de él inmediatamente y había mantenido a raya sus sentimientos durante años.

La escultura con arcilla me permitió conocer mi vulnerabilidad y comprender lentamente que creamos lazos porque necesitamos a los demás. La escultura representaba el dolor más hondo que sentí, y que nunca expresé plenamente, por la pérdida de mi madre. Con todo, pensaba que ya debía de haber hecho suficiente duelo, puesto que su muerte había ocurrido hacía tanto tiempo. Lentamente, al ritmo que marcaba el alma, pude permitir que las imágenes de aquel inmenso dolor emergieran. Sin la creación artística tal vez nunca hubiera aprendido a permitir a otros que participaran de mi experiencia, a sentirme parte del círculo humano.

*****

Las muertes no lloradas son fuente de un profundo dolor que graban pautas en nuestro yo más íntimo. Esas pautas se reproducen y reverberan con las pérdidas posteriores que sufrimos en nuestras vidas. La creación artística es una forma de mostrar que uno ha sentido una pérdida. Los terapeutas reconocen desde hace mucho tiempo el poder del aniversario de una muerte para hacer surgir los sentimientos de pesar que siguen conservándose sorprendentemente nuevos y prístinos.

El dolor no se pasa nunca del todo, aunque puede disminuir o transformarse. Para explorar el significado de las pérdidas que hayas experimentado en tu vida, reúne primero fotos o cualquier otro objeto de la persona fallecida. Puede que no quieras más que contemplarlos durante un tiempo o realizar unos dibujos sencillos a modo de entrada en materia. Si a la persona a la que lloras le gustaba mucho determinada música, escúchala mientras trabajas, si puedes soportarlo. Tu intención es entrar en un proceso de duelo. Es muy probable que sientas una fuerte emoción, que llores y te pongas triste. Asegúrate de que empiezas este trabajo en un momento en que cuentas con suficiente tiempo para recuperarte. Puede que te canses y necesites dormir más. Si has tenido dificultad para dejarte llevar por el pesar o si la pérdida ocurrió hace mucho tiempo, piensa en crear las imágenes en torno al aniversario de la muerte o en un cumpleaños u otra fecha que tuviera especial significación para esa persona y para ti.

Para crear una máscara, coloca las fotos en un lugar donde puedas verlas fácilmente mientras cubres un cuenco del tamaño de una cara primero con película plástica de envolver, luego con pasta para modelar. Esta pasta es un tipo de arcilla grasienta que tal vez hayas usado en el jardín de infancia. En los catálogos de materiales de arte o en las tiendas quizá lo llamen arcilla de escultor y suele ser gris o verde. Si está muy rígida, caliéntala en un molde de tarta sobre un radiador o al sol para ablandarla.

Forma los rasgos del rostro gradualmente, recurriendo tanto a tu memoria como a las fotos. Puedes usar instrumentos para trabajar la arcilla, pero las manos y los utensilios de cocina, como los espetones de la barbacoa cumplen la misma función. Tómate todo el tiempo que necesites. Parte del motivo de emprender un proceso tan complicado como el de hacer una máscara es que puedas detenerte a pensar en la persona y en los recuerdos que guardas de ella. Esto ocurrirá consciente e inconscientemente. Si empiezas a sentirte agobiado, deja la máscara durante un cierto tiempo, hasta que te sientas dispuesto a volver a ella. Déjala donde puedas verla y el proceso continuará en tu interior. Observa tus recuerdos y los sentimientos a medida que surjan y se desvanezcan. Comprende que tu relación con esa persona sigue en tu interior y que siempre seguirá.

Cuando estés modelando los rasgos, es útil exagerarlos un poco porque la aplicación del *papier mâché* los suavizará. Una vez que tengas una imagen completa, aplica una capa fina de aceite vegetal o de vaselina para que después sea más fácil sacar la máscara del molde. En dos recipientes con agua echa hojas de periódico cortadas en pedacitos. En uno de ellos, pon el papel impreso en blanco y negro y en el otro, las páginas en color, pero que no sean de papel satinado, ya que estas no se adhieren bien. La máscara requiere tres capas de papel. Al usar el blanco y negro y luego el color, puedes darte cuenta más fácilmente de cuándo has terminado de aplicar una capa completa. Sobre cada capa de papel aplica una de cola de empapelar. Puedes comprarla ya mezclada o en polvo para diluir en agua. Ambas se encuentran en las ferreterías.

Deja secar completamente la máscara antes de desmoldarla. Cualquier rasgón que se produzca al sacarla puede repararse fácilmente con más papel y cola. Recorta los bordes y remátalos con una capa de papel y cola de empapelar. Cubre la máscara tanto por dentro como por fuera con gesso o pintura blanca de paredes. El molde puede volver a usarse si quieres tener muchas imágenes, o también puedes volver a modelar la arcilla para formar una máscara distinta.

Quizá desees pasar un tiempo mirando la máscara antes de empezar a pintar los rasgos. Experimenta libremente con los efectos de la pintura, sabiendo que siempre puedes aplicar una nueva capa de gesso y volver a empezar. Si quieres hacer una cara realista, puedes lograr un tono de piel blanca mezclando los colores primarios, rojo, amarillo y azul, con blanco. Empieza con una pequeña cantidad de cada color y una cantidad mayor de blanco. Para los tonos de piel de la gama olivácea, usa versiones más terrosas de los colores primarios: rojo óxido o rojo veneciano, amarillo ocre y un azul más profundo, por ejemplo el azul de Prusia. Para un tono africano de piel, experimenta con mayor proporción de rojo óxido y azul de Prusia o con pequeñas cantidades de un violeta premezclado. Experimenta hasta que encuentres el color que te guste. Una vez terminado, ata un cordel o un alambre para poder colgar la máscara. El sedal es fuerte e invisible y muy adecuado.

Cuando hayas acabado la máscara, pasa cierto tiempo contemplándola. Presta atención a tus sentimientos y observa si han cambiado desde que empezó el trabajo. Quizá te sientas impelido a escribir sobre la persona o a hacer nuevas imágenes. El pesar es agua profunda; una imagen puede servir para vadearla pero tal vez no haga desaparecer el dolor. Puede ser que incluso te parezca, al principio, que la máscara ha hecho más hondo tu pesar, sobre todo si nunca lo habías dejado salir a la superficie. Recuerda que la tristeza y las lágrimas son una forma de honrar a alguien a quien amamos. Estos sentimientos tienen un sentido y son parte necesaria de la naturaleza humana.

Piensa en cómo dar testimonio de tu imagen. Tus amigos o familiares pueden reunirse contigo. Permite, y espera que esa imagen, en la que tanto has puesto de ti mismo, te procure consuelo a lo largo del tiempo. Búscale un sitio para colocarla a la vista y, si eso no te convence, busca un lugar adecuado para guardarla. Piensa en crear tu propio ritual para honrarla colocando flores, una vela o incienso ante ella como acto de recuerdo y respeto en aniversarios u otras fechas importantes, como fiestas señaladas.

CAPÍTULO DIECISIETE

El conocimiento del pasado

Al volver a casa del trabajo, enferma de gripe, incapaz de dar clase y habiendo «perdido la voz», sueño que mi hermana, mi marido y yo estamos tratando de resolver algunos detalles de la herencia de mi padre. Hay un pagaré pendiente. Al mismo tiempo, mi padre ha vuelto: está muerto, pero ha vuelto en espíritu. Esto significa que puede adoptar su aspecto físico anterior pero que es bastante infantil. En el sueño sé que este estado se produce después de la muerte, cuando, durante una breve temporada, puede volver a ver el mundo como si fuera la primera vez pero comprendiéndolo. Está muy interesado en el mobiliario de mi casa, pero no tan interesado en comunicarse con las personas.

Nos marchamos, para ocuparnos de este asunto, en la ranchera roja de mi hermana. Conduzco yo, y tengo la impresión de no tener pleno control; el coche es demasiado grande y estoy yendo demasiado deprisa. Atravesamos campos cultivados. De pronto comprendo el motivo de mi incomodidad. He dejado a Adina con mi padre. Al darme cuenta, me asusto. ¿Cómo puedo haber hecho una cosa así? Él no puede ocuparse de una niña pequeña en el estado de niño-espíritu en que se encuentra. Llorando y sintiéndome fatal, vuelvo. El lugar al que volvemos es la casa de mi hermana. Hay gente en la calle, es una tarde cálida de verano y el ambiente es de calma. Me precipito frenética dentro de la casa y los encuentro en el sótano. Mi padre está tumbado de espaldas, en el suelo, entre cajas y muebles viejos, con las manos cruzadas, como un cadáver. En efecto, está «muerto» otra vez. La niña está al lado de su cabeza, dormida en el suelo y perfectamente. Mi sobrinito, Freddy, está dormido junto a mi hija y apoya una mano en la pierna de ella, y así, la ha protegido de todo daño. Me siento aliviada.

Dibujo el sueño, que parece indicar un cambio de «los asuntos del mundo exterior» hacia el ciclo de las relaciones en el sótano o inconsciente. Partes de mí están llegando a una relación más importante: la vieja autoridad interior se desvanece, mientras que una nueva conciencia femenina surge y una nueva versión de lo masculino interior hace su aparición. Siento un hondo anhelo de comunidad, de formar parte de un grupo.

Trabajo en una serie de colages sobre mis antepasados. Cuando estuve mirando las fotos para hacer la máscara de mi padre me encontré con otras que me produjeron curiosidad, fotos mías de pequeña y algunas de mi madre y de mis tíos cuando eran niños. Las fotocopio para poder recortar y dibujar sobre ellas sin preocuparme. En una estoy yo, toda de blanco, preparada para hacer la Primera Comunión. Combino esa imagen con un ángel pálido a mi izquierda y una muchacha de una tribu vestida para un ritual de iniciación a mi derecha. ¿Pueden sostenerse los contrarios? El ángel parece preocupado.

Encierro como en un templo una foto de mi madre, a la edad de uno o dos años, encajada entre sus abuelos italianos y todos ellos entre etiquetas de latas de tomate importadas (fig. 18). La comida es uno de mis tótems primarios, que me vienen de la parte italiana de mi familia. Mis dos padres tenían a gala que nadie se levantara de nuestra mesa con hambre. Las comidas eran un momento para conversar y reír. Uno de mis tíos estaba en la foto, detrás de mi madre, con la cara hinchada como si le hubiera picado una avispa. Le recorto también.

En otro colage, mi padre ronca en una butaca bajo un arco iris lleno de promesas formado por los sellos de colores del libro de cuotas sindicales de mi padre. La Estatua de la Libertad sostiene en alto su antorcha llamando a otros que, como mi abuelo, huyen del hambre y de otras penalidades que sufren en su propio país. Soy hija de trabajadores, inmigrantes.

Me coloco, con dos o tres años, sacada de una foto soñadora y desenfocada, en una maravillosa cueva, mirando a las estrellas. Esta imagen habla de la sensación de prodigio numinoso en que vivía según mis recuerdos más antiguos. Yo, con tres generaciones de varones de mi familia, hija de la patriarquía. Imágenes de banderas americanas flanqueándonos, mientras se ciernen detrás de nosotros las siniestras torres del industrialismo, el lado oscuro de la tierra de la abundancia, el precio del trabajo que atrajo a tantos hombres a América.

Estas obras me unen a mis orígenes, hija de inmigrantes que creían que el trabajo crearía una vida mejor. Hija del ritual, de la creencia en Dios y en la patria, en la cultura, en los valores y el sentido. Mis antepasados abandonaron los países en que habían nacido para venir a América. Mi viaje es de naturaleza interior, desde las ideas entre las que nací hacia los misterios aún sin revelar. El trabajar con esas imágenes me pone los pies en la tierra, me recuerda la riqueza de mi medio. Me conforman los que conozco y aquellos de los que sólo he oído hablar. Avanzo a tientas, a través de las imágenes, hacia el conocimiento de quienes vinieron antes que yo.

Empiezo cada colage dibujando con energía con grandes ceras, acumulando capa sobre capa de color. Este fondo de color crea un espacio emocional en el que actúan las imágenes. Al aplicar el fondo, ocultando completamente algunos de los colores, siento las emociones y las vidas de personas a las que nunca conoceré pero cuya personalidad llevo hacia el futuro, en cierto modo. Estas son las personas reales que me dieron vida. La vida interior y la exterior se entrelazan, cuando estoy trabajando, y me curan. En momentos como este, a veces me dejo engañar por la sensación de que ya lo he resuelto todo, que mi vida y mi arte navegarán viento en popa a partir de ahora.

*****

Son muchas las ocasiones que pueden suscitarnos la idea de explorar nuestro pasado y la historia de nuestra familia. Las bodas, los funerales, los nacimientos, los acontecimientos del ciclo de la vida religiosa se convierten, frecuentemente, en catalizadores. Muchos de esos acontecimientos han quedado capturados en fotos, que constituyen el punto de partida de la creación de imágenes. Los álbumes familiares nos aportan una versión de nuestra vida. Trabajar sobre esas imágenes puede permitirnos penetrar más profundamente en la historia tras la historia; es otra forma de habérselas con el mito personal, que tiene aspectos familiares y también culturales.

A mí me gusta especialmente fotocopiar las fotos originales porque ya con eso tiene lugar una especie de transformación. La habitual foto en color se simplifica a una en blanco y negro. Con lápices de colores o rotuladores, puedo recrear esas imágenes. Quito el Kodakcolor de las emociones afectadas y lo sustituyo con un color de otra clave, más fiel a mi experiencia.

Busca en los álbumes familiares fotos que te atraigan. Haz muchas copias. Piensa en ampliar o reducir algunas o en fotocopiar

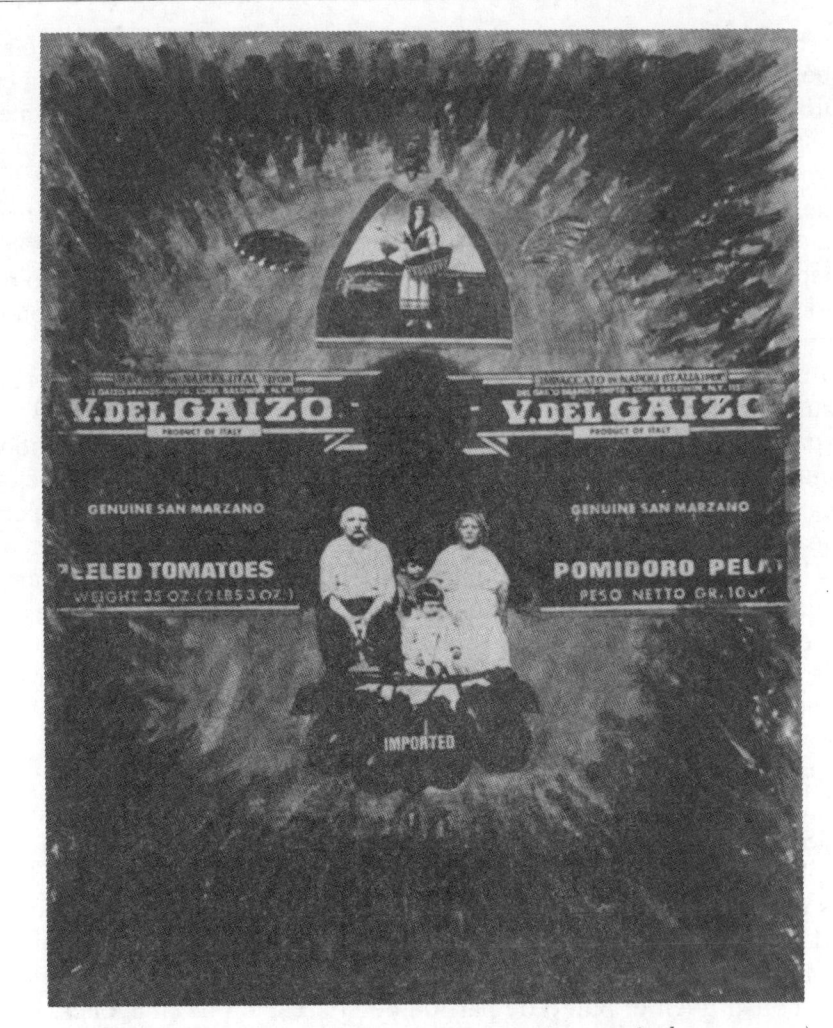

Fig. 18. Colage de la familia *(imágenes fotocopiadas y ceras).*

sólo fragmentos de ellas. Siéntete libre de añadir copias de documentos, mapas, ilustraciones de periódicos o revistas, como punto de partida. Si mi método te atrae, usa pasteles al óleo o ceras y crea un fondo de color sobre el que disponer tus imágenes. Si usas ceras, usa el papel más grueso que tengas o incluso cartón cubierto de gesso. Piensa en la cronología de tus fotos: ¿cuáles fueron las consecuencias de los acontecimientos mundiales sobre tu familia? ¿Qué historias familiares se cuentan sobre tiempos pasados? Piensa en ir a la biblioteca y conseguir ilustraciones sobre el tiempo y las circunstancias sobre las que estás trabajando. A veces, la yuxtaposición de una ilustración comercial o cultural con las fotos lleva a nuevas interpretaciones o percepciones. A veces olvidamos que nuestros parientes vivieron en una época distinta a la nuestra. Examinar bien las fotos en busca de detalles que nos lo transmitan ayuda mucho. Al ver la escupidera de mi abuelo en una foto me vinieron recuerdos de su olor, a tabaco y lana. El olor es un poderoso provocador de emociones. Si sabes de un perfume o alimento o tipo de bebida que les gustaba a tus familiares, el probarlo puede ayudarte a recordar el pasado.

En ti están presentes todos los que fueron antes que tú. Usar las imágenes de este modo te permite retejer el pasado y el presente y explorar las múltiples historias que a menudo se pierden entre las páginas cuidadosamente colocadas del registro oficial de la familia. La posesión de tu pasado te enriquece la vida. Fíjate bien en todo lo que has recibido.

Quinta parte

Perseverancia

CAPÍTULO DIECIOCHO

El conocimiento de lo profundo

Enseño a mis alumnos el proceso de la imaginación activa. Decido unirme a ellos y realizar yo también una imagen. Mi imagen es una foca, que parece sabia y juguetona, tomando el sol sobre una roca en medio del océano. En la visualización, la foca echa a andar pesadamente y se zambulle en el agua. Supongo que va a nadar hacia una cueva. En lugar de ello, se acerca a una enorme roca que gira y se levanta. Es la nuca de un ser enorme. La cabeza gira y el ser levanta una mano. Es un hombre-bestia o un hombre con traje de bestia. Tiene aspecto tonto y estoy harta de él. Murió y fue transformado, ¿no? ¿Qué hace aquí ahora? Tiene unas facciones groseras y exageradas. Con todo, en los días siguientes trato de permanecer fiel al proceso de creación de la imagen. Esculpo su desagradable rostro y hago una máscara de *papier mâché*. Parece necesitar que alguien la lleve. Le ato una goma por la parte de atrás y me la pongo, de mala gana. Tengo otro trabajo que me aparta del río. Abandono con gusto a la bestia.

He empezado a trabajar para obtener un doctorado, en parte para cumplir los requisitos para seguir enseñando en la universidad, pero en el fondo, porque me siento muy interesada por entender el proceso de creación de imágenes, por eleborar alguna «teoría» que guíe lo que, de otro modo, parece consistir en dar pinceladas a ciegas cuando se trata de practicar la «arte-terapia». Cada vez me siento más incómoda con el matrimonio del arte y la psicoterapia como fundamento del trabajo. Enseñar se está convirtiendo en un tormento; me siento como si estuviera entre voces. El papel de profesional, relativamente distante, ya no me resulta tan cómodo como solía. Quiero compartir mis sentimientos sobre mis imágenes y sobre la arte-terapia. No puedo compartir mis luchas con los alumnos, a los que se supone que tengo que tranquilizar. No creo que los otros pocos profesionales que conozco me entiendan. La arte-terapia es un campo relativamente nuevo y los arte-terapeutas parecen pensar preocupados que, a menos que nos mostremos uniformemente alegres y positivos en todo momento, la especialidad desaparecerá sin más.

Voy al estudio con más regularidad ahora, mientras Adina duerme; otras veces la llevo y la siento en su sillita, donde se mira los dedos de los pies y juega con ellos. A veces hago dibujos a base de garabatos, una mujer elefante que mira una sombra, un cisne-serpiente. Luego dibujo una figurita diminuta junto a un par de pies y piernas enormes. Es la imagen de un niño avergonzado con los ojos bajos junto a una altísima autoridad. ¿Cómo me atrevo a poner en duda la sabiduría de los que me han precedido? La parte de mí que es profesora de arte-terapia me recuerda que si escojo este camino de duda, tendré que admitir que yo no soy la elevadísima autoridad, sino, más bien, el niño confuso. ¿Puedo renunciar a esta función a la que me ha costado tanto trabajo llegar? ¿Cuáles serán las consecuencias? ¿Acaso tengo miedo de herir a Margaret Naumburg, como si, por haberme iniciado en la arte-terapia, siguiera pendiente de lo que hago y desaprobara la dirección que he tomado? Reconozco que me siento un poco traidora, en mi trabajo para el doctorado, por tratar de desechar la psicología y la mecánica de la psicoterapia freudianas y aferrarme a ellas al mismo tiempo. Trato de releer los libros de Naumburg, que tanto me inspiraron hace años, pero ya no me interesan. Me siento apartada de ellos, hacia las tinieblas.

Al día siguiente hago unos cuantos dibujos de calentamiento y de uno de los garabatos surge una mujer corpulenta, primitiva. La dibujo con grafito, un cuerpo inmenso, una cabeza pequeña, los pies y las manos grandes. Es la personificación de la sensación. La vuelvo a dibujar, en color, sentada al aire libre sobre la hierba bajo un cielo azul, más cercana al reino de la sensación. Pero exige arcilla, ser esculpida de la tierra. Consigo arcilla roja y formo su silueta. Un ligerísimo indicio del rostro, apenas una boca. Es lo femenino como montaña, arraigada en la tierra, llena de paz. Hago una pequeña plataforma para ella, cubierta de tejido morado, con una estructura de corteza de árbol. Quiero honrar este aspecto de lo femenino. Estoy haciendo un altar, me doy cuenta de ello, y eso me pone nerviosa. Coloco algunos objetos en la plataforma junto a la escultura: una hoja, una piedra, una piña, una concha marina, atributos todos de la diosa de la tierra (fig. 19). Recuerdo haber leído sobre las diosas del hogar, que eran frecuentes antes del surgir del monoteísmo y a las que se rendía culto de manera cotidiana, no en templos. Me siento

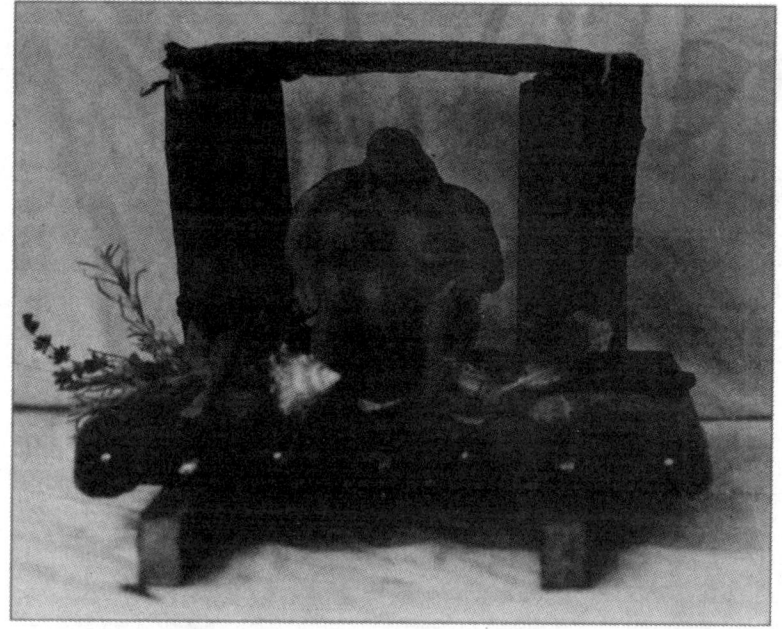

Fig. 19. Altar de la Conservadora *(arcilla, madera, materiales diversos).*

como si estuviera cometiendo un sacrilegio, pero me siento, al mismo tiempo, impelida a ello.

También siento curiosidad por esa necesidad de esculpir. Me intriga que las imágenes importantes surjan en tres dimensiones. ¿Es que mi falta de formación en escultura me abre la puerta? La escultura, más que ninguna de las otras técnicas que practico, hace reales las cosas, vivas. Tampoco puedo decidir esculpir solamente. Es la imagen la que decide de qué necesita que la hagan. El uso directo de las manos en la arcilla, sin pinceles ni lápices como intermediarios, resalta la experiencia de estar recibiendo una imagen, como uno puede recibir un niño en un nacimiento. El no haber aprendido la técnica me obliga a fiarme de la intuición y la sensación, de qué sensación me produce la arcilla en las manos.

En junio Adina cumple un año. Quiero explorar el tema de la madre y el hijo. Empiezo con unos garabatos, enérgicos y benignos. Sigo pensando que el proceso de creación artística va a ordenarse un día en mi vida y convertirse en algo pulcro. Una mañana me despertaré y descubriré que soy una pintora que pinta madres con sus niños, por ejemplo. Un deseo de pulcritud que no se cumple. Este río serpentea y va donde quiere, llevándome consigo. Una figura alada surge de uno de los garabatos; está vigilando la tierra desde arriba.

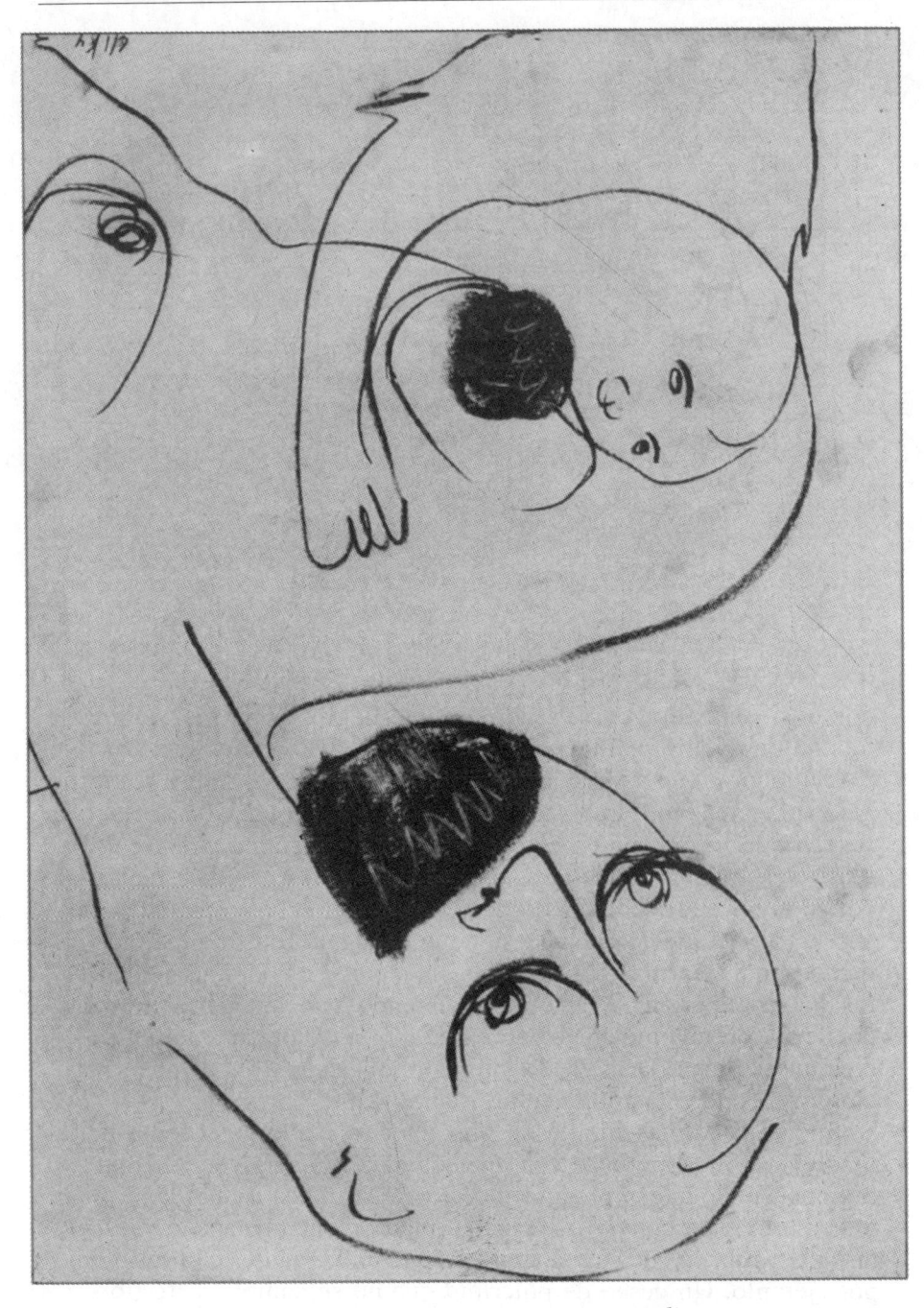

Fig. 20. Madre devoradora *(pastel)*

Luego, una madre y un hijo rojos, horribles. Las bocas parecen tener vida propia. Los ojos de la madre reflejan locura: ¿devorará al hijo? ¿Es su hijo parte del pecho? (fig. 20). Sentimientos de avidez, fusión, sensual abandono. Ahí está, con el pelo de fuego convirtiéndosele en culebras, el otro lado de la figura tranquila, apacible como una vaca que descansa en la plataforma morada. ¿Es que la capacidad de generación de la Madre Tierra sólo es posible si se acepta su lado opuesto —su aspecto voraz, peligroso, destructivo—? Con qué facilidad proyecto esa parte en otros.

Miro a mi alrededor en el estudio y lo único que veo son bocas, en las máscaras, en los dibujos, en la escultura del bebé rojo. Adina es casi pura «boca», ahora, siempre chupando, comiendo o gritando... Mi impulso es darle de comer en cuanto grita. Quiero ser la «madre buena», pero hay veces que solo está afirmándose. Necesito alimentar a mi niña interior que chilla de rabia para que la oigan, agitando furiosamente piernas y brazos. Me siento desgarrada por esta niña real y la de la imagen y, ahora, por esta madre devoradora. Esculpo una placa con un diminuto angelote sonriente con alas de oro para templar mi rabia y calmar mi temor a desatar el instinto destructivo (fig. 21).

¿Qué es la destrucción, al fin y al cabo? ¿Cuál es su lugar en el arte y en la vida? En psicología se llama a esto la «mala madre», fundándose en la hipótesis de que el niño divide su conocimiento de la persona que le cría en dos: la «buena», que le alimenta y le cuida y la «mala», que le descuida o le devora. Yo proyecto la imagen de la mala madre en otras mujeres; eso preserva mi propia bondad. Los dibujos proceden de esas ideas. En un dibujo mural sobre un papel de metro y medio está la madre mala: como Medusa, tiene serpientes en vez de cabellos, una cara verde y unos ojos cansados y ojerosos con el iris rojo. Tiene unas manos frías y azules de peligrosas uñas y sostiene a un bebé contra sus pechos vacíos. Cualquier madre puede ser la mala madre si está lo suficientemente cansada. ¿Acaso no está permitido? Se desvanece en la nada, sin parte inferior del cuerpo, sin sangre ni genitales. Su boca revela un vacío. Es una visión aterradora de la madre como ser desnutrido y vacío que trata de dar. La esquivo y me vuelvo a su contraria, la buena madre, fuerte y terrenal, con cara de luna y redonda. Es sencilla pero robusta, mi fantasía producto de mi cultura, la mujer como ubre siempre generosa. Ambas alternativas son extremas. Darlo todo sin pensar es no ocuparse de las propias necesidades, pero dar conscientemente supone reconocer la fatiga, el agotamiento, mis propias limitaciones. Esto no se me da

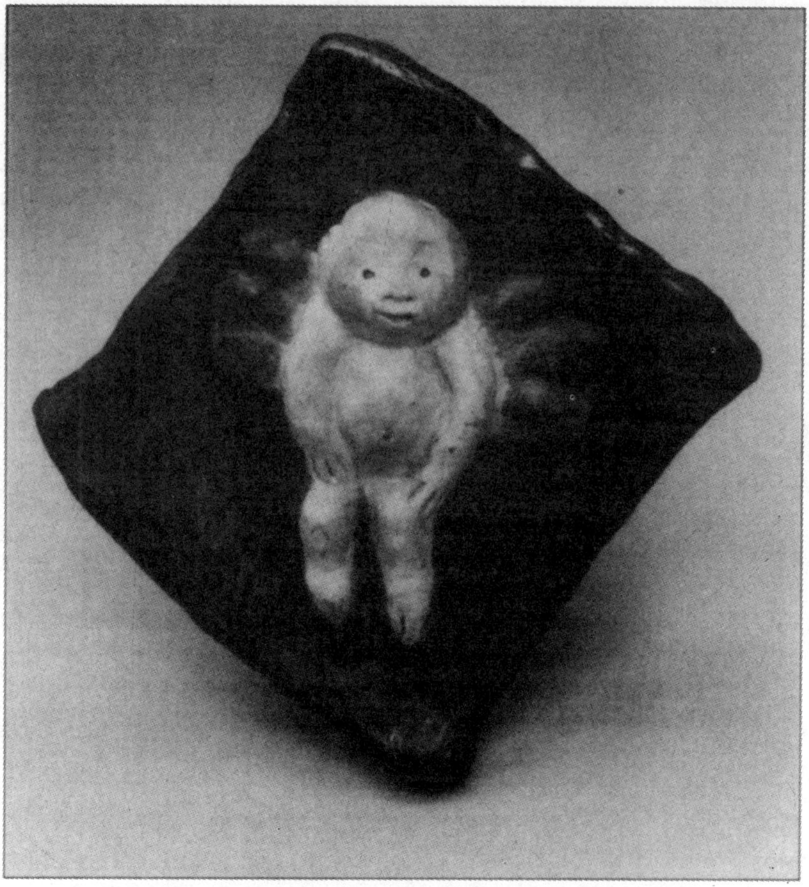

Fig. 21. Placa con ángel *(arcilla pintada).*

bien a mí. Doy a mi familia, a mis alumnos, a mis pacientes, pero soy menos capaz de recibir.

¿Cómo explorar esta paradoja de lo femenino? Me parece peligroso y se desborda sobre mi vida. Lucho con las mujeres que ocupan puestos de autoridad; veo en ellas motivos oscuros y ocultos para anularme. Restrinjo mis sentimientos sobre las mujeres en mi vida actual en una obra sobre Naumburg. Convenientemente muerta, sirve para cargar con todo el oscuro peso de la madre envidiosa y mala que veo en las colegas de más edad. Trato de mantener una actitud abierta y generosa con los alumnos, los pacientes, los compañeros de trabajo. Sé que la sombra es mía, pero no puedo asumirla. Veo que otros toman y no sé cómo poner límites. Mi imagen de mí misma como

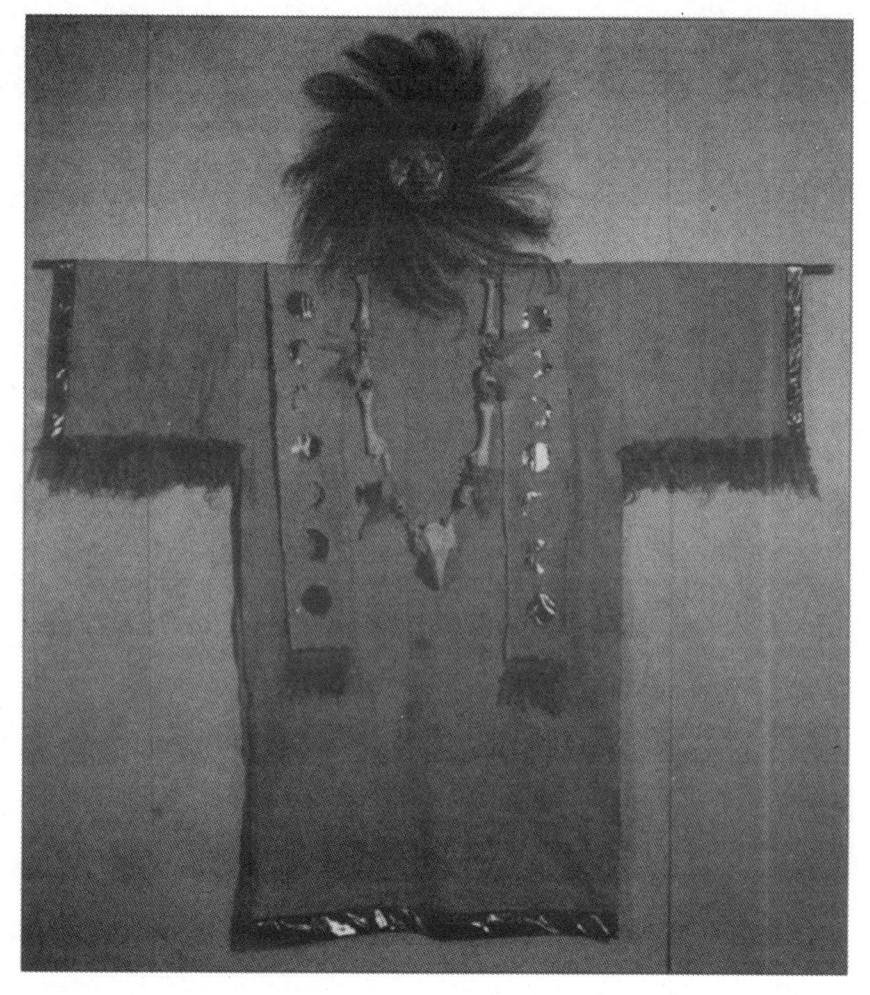

Fig. 22. Vestidura de la Muerte *(papier mâché, tela, hueso).*

mujer es incompleta y se organiza en torno al dar y al recibir. Comprendo que mi yo femenino interior no tiene voz en absoluto.

Me siento movida a hacer una obra grande, diferente de todo lo que he hecho hasta ahora. Es una amplia prenda de lino burdo, bordeado de lana de oveja sin lavar. Encontré la tela en un armario del sótano de la casa en que vivimos. La lana de oveja está enredada y grasienta y huele a animal. Creo un collar de huesos y cabezas cantoras para colgarlo del cuello. Una estola representa las fases de la luna. Una máscara del sol culmina la figura. Es la Vestidura de la Muerte (fig. 22), otro aspecto del dilema vida-muerte en que he estado atrapada, el canto sobre los huesos, de la muerte a la vida. Me recuerda que en el mundo de las plantas y los animales, la muerte no es una catástrofe sino un acontecimiento estacional, cíclico. ¿Cómo hemos podido olvidar hasta ese punto? Me gusta esta obra y la cuelgo en la pared de la escalera de casa. La pieza parece completar mi duelo, algo que siempre tengo la esperanza de que ocurra.

Me viene una imagen de mí misma cogiendo una pera de un árbol. La imagen me tranquiliza respecto a que hago bien en traer a la conciencia todo este desbarajuste. Al evocar a Eva tomando la manzana del árbol del conocimiento me siento confirmada y, al mismo tiempo, desasosegada. La vida se le complicó a Eva después de obtener conocimiento. No me fío de la tradicional versión patriarcal de su historia, pero ¿cuál será mi propia versión?

Mirando atrás me maravillo de que las imágenes contuvieran todo lo que estaba ocurriendo tan bien como lo hacían. Mi propia maternidad abrió la puerta a la embestida de las imágenes. Esas imágenes me ponían a prueba, igual que, desde fuera, me ponían a prueba las circunstancias. Si la *canguro* estaba enferma un día que yo tenía clase y John no podía quedarse en casa, me llevaba a Adina y la ponía a dormir sobre un montón de abrigos de los alumnos en la propia aula. Si tenía que asistir a una reunión, la llevaba y le daba de mamar; los otros profesores afirmaban que no les molestaba. Estaba dedicada a mantener mi imagen pública y a cumplir mis funciones de esposa, madre, profesora y terapeuta. En general, pretendía que eso no me causaba problemas, pero en realidad me requería unas enormes dosis de energía. Todavía estaba algo asustada ante el poder de las imágenes y me preocupaba que, si les daba rienda suelta, pondrían patas arriba mi bien planeada vida. Que es exactamente lo que acabaron por hacer.

Los arquetipos no acuden todos a la vez. Nos hacen danzar de un lado a otro de la frontera entre lo personal y lo metafísico. Vienen una y otra vez, con distinto atuendo, más claros y precisos, presentes con mayor fuerza. Para mí, el arquetipo de la madre ha tenido una fuerza especial en mi vida. ¿Será porque mi propia madre murió y me dejó un hueco por el que discurren sin freno las fuerzas arquetípicas? ¿Será acaso en parte porque vivimos una época en la que se someten a examen las funciones de la mujer y por doquier se producen cambios en lo que significa ser mujer?

*****

EL CONOCIMIENTO DE LO PROFUNDO   173

¿Cuál es la imagen que te guía a ti? ¿Qué imagen te inspira mayor interés o parece surgir una y otra vez en tus sueños e imaginación y en tu trabajo artístico? Préstale atención; la imagen guía regresa para ayudarte a profundizar en tu comprensión, para ampliar tus posibilidades. Acoge con agrado tanto la imagen como lo que viene a enseñarte. Fíjate en si hay una persona determinada en tu vida que parezca representar un aspecto del arquetipo de mayor interés para ti. Puede ser un mentor, un amante, un compañero de trabajo o incluso alguien con quien no tienes contacto directo. Las figuras de nuestra cultura, como los artistas de cine o de otros espectáculos, se convierten en importantes para muchas personas, sobre todo por la oportunidad que nos brindan de proyectar sobre ellos nuestras necesidades arquetípicas.

Crea una imagen de ti mismo en relación con esa persona. Al investir a esa persona de significación arquetípica, ¿qué función escoges simbólicamente para ti mismo? Si tu amante es el héroe, ¿estás escogiendo el papel de damisela en apuros? Como yo había designado a Margaret Naumburg como poderosa figura materna, cuando empecé a poner en tela de juicio sus ideas como profesional, quedé relegada al papel de niña avergonzada. Esto ocurrió en parte porque no tenía yo experiencia de luchar por independizarme de una madre real. El trabajar en el reino de las imágenes me ayudó a reclamar el poder de la autoridad para mí misma y a continuar un trabajo de doctorado original en lugar de seguir en el papel de hija y limitarme a volver a enunciar las ideas de Naumburg.

Trabajar con imágenes no excluye la necesidad de tener relaciones reales, que permiten crecer y cambiar. Sin embargo, sí que nos ayuda a ser más conscientes y a aprender la lección inherente en toda relación estimulante en vez de quedarnos estancados en pautas repetitivas. Las dificultades nos ayudan a convertirnos en personas completas. Fíjate en si el trabajo con imágenes afecta a las relaciones con las que experimentas dificultades.

Recuerda que el trabajo con imágenes tiene mucha fuerza. Si decides explorar una relación problemática que tienes actualmente, procura sentirte protegido al hacerlo. Asegúrate de enunciar claramente tu intención de llegar a comprender mejor tus relaciones y de sentirte más cómodo con las personas, de ser más consciente de los papeles que decides representar. Guarda el secreto de tu trabajo con imágenes y escoge con cuidado a tus testigos. Por medio de las imágenes puedes llegar a comprender tus opciones y descubrir soluciones.

Tal vez necesites expresar algunos sentimientos especialmente fuertes, que sin duda alguna te suscitará la imagen. Progresa a un ritmo cómodo. Es frecuente cometer el error de suponer que una vez que uno ha comprendido algo, el mero hecho de participarlo al otro producirá la mejora de la relación. Recuerda que el trabajo con imágenes es tuyo. Nada garantiza que el objeto de tu imagen acepte necesariamente tu trabajo, lo respete, vea la luz y cambie.

Si decides enseñar a alguien ese trabajo, empieza por preguntarte ¿cuál es mi intención? Trata de tu plan con un testigo en quien confíes y enseña tu trabajo antes a alguien que te apoye con toda seguridad. Ten claro lo que pretendes conseguir y luego no hagas nada más. Cuando hayas alcanzado un sentimiento de paz con tu imagen y seas plenamente consciente de tus motivos, si te parece bien hacerlo, comparte tu trabajo.

CAPÍTULO DIECINUEVE

El conocimiento del miedo

Voy caminando por la calle y paso junto a una calleja pavimentada con adoquines y cerrada por una verja de hierro forjado, cuyas puertas se cierran con candado de noche, para evitar que los coches la utilicen como atajo. Sobresaltada «veo» la imagen de un perro negro encerrado tras la verja. Ese perro tras las rejas apareció en un sueño la pasada noche, pero yo lo había olvidado por completo. Al llegar a casa dibujo el perro, con agudos dientes amarillos y ojos también amarillos que fulguran en una gran cabeza. El perro es enorme y está lleno de energía, parecido a un lobo.

Hago una máscara de este animal, utilizando venda de escayola sobre un armazón de cartón y papel de periódico. La escayola empapa el cartón y el papel y está a punto de disolverlos. En esta fase, la pieza es pesada y difícil de manejar, pero uso estos materiales porque quiero que sea sólida, y la escayola lo es, una vez que se seca. Así que trabajo despacio y sujeto la pieza con latas de café para que no se derrumbe. El tiempo de secado es interminable, ya que el fajo de papel que utilizo para formar las fauces estiradas hacia atrás, sobre los dientes amenazadores, chupa el agua de la escayola y luego tiene que secarse de dentro afuera. Por fin se seca lo suficiente como para que lo pinte. Las rejas del sueño no aparecen en el dibujo ni en la máscara (fig. 23). El hacer la imagen libera al perro, que parece un guía, otra versión de la bestia negra que aparece en momentos de transformación.

Con el tiempo, el perro me persigue, me muerde los tobillos para obligarme a continuar por el camino en la oscuridad. Hago otra escultura, un perro de tamaño natural, contruyendo un armazón con tela metálica y cubriéndola con tiras de tela y con cola (fig. 24). El

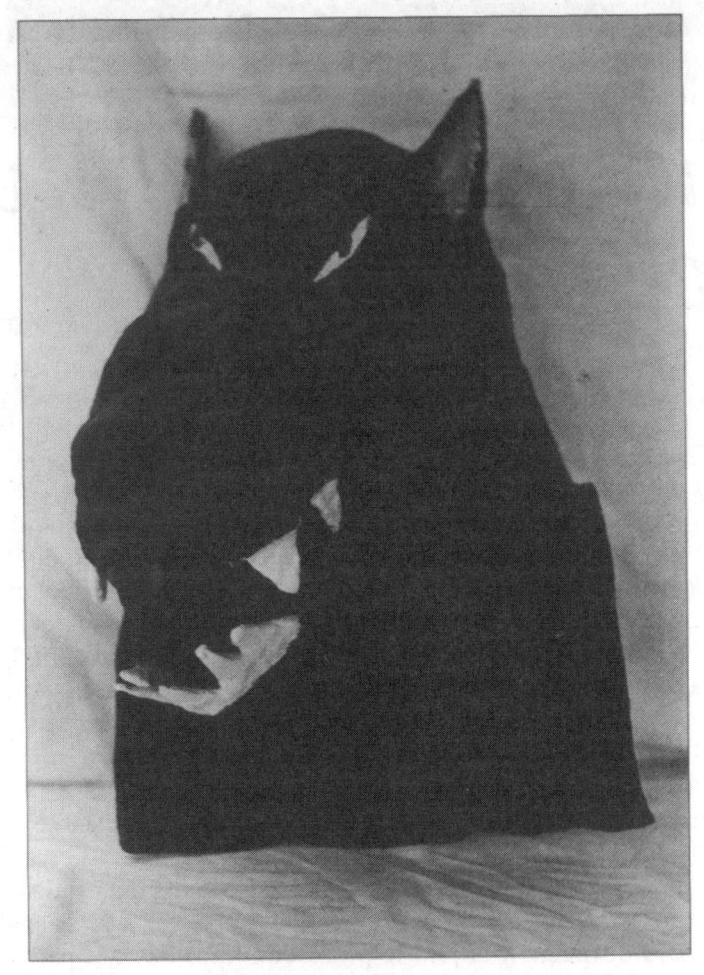

Fig. 23. Máscara de perro *(gasa de escayola).*

perro es negro y rojo y tiene unos dientes que relucen en la oscuridad, pintados con pintura fosforescente.

En una librería, mientras estoy hojeando libros sin intención de comprar, cae de la estantería un libro delgado sobre Kali. Kali es el aspecto femenino de la tercera persona oscura de la tríada divina hindú, integrada por el Creador, el Conservador y el Destructor. Yo he esculpido a la Conservadora, la sólida diosa terrenal, pero ¿quién es Kali? A medida que leo sobre ella comprendo que sólo he visto su aspecto de lo femenino a través de la psicología, la madre que está agotada de dar. Nada que no pueda resolverse con unas buenas vaca-

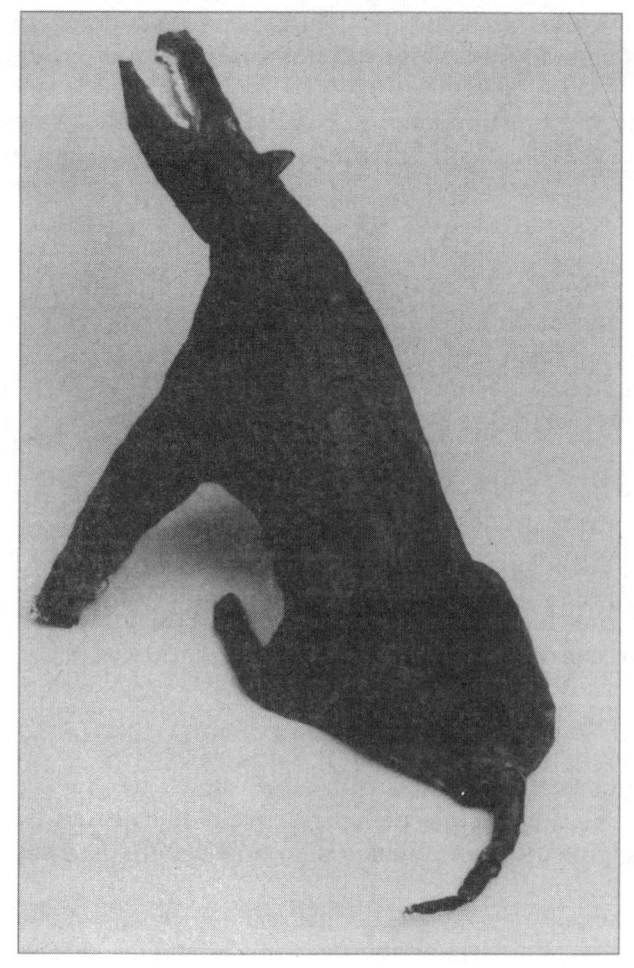

Fig. 24. Escultura de perro *(lienzo sobre tela metálica, pintura acrílica).*

ciones. En la mitología hindú, es mucho más poderosa. Se come a los niños a los que alumbra, sostiene la cabeza sangrienta y desgajada de su consorte mientras se abrazan, lleva un collar y una falda hechos de calaveras. Sus imágenes me fascinan, porque no parece haber ningún equivalente en la iconografía judeocristiana. El hinduismo la reverencia como la faceta de la creación que acaba por llevarse todo lo creado; no es una escisión cualquiera de la «mala» madre. En nuestra cultura aséptica, rechazamos la muerte y la corrupción y ocultamos los aspectos de la vida que representa Kali.

Hago un dibujo de ella (fig. 25) y luego una pintura. Me siento exaltada por esas imágenes. Es fiera y está llena de energía. Utiliza sus armas para atravesar los artificios y las mentiras. Ejecuta la necesaria destrucción de lo viejo, no de una forma tranquila sino con ferocidad. Encuentro estimulante su energía. Una mañana salgo a correr, poco después de hacer la pintura de Kali, y me encuentro un enorme perro negro que está suelto, algo que no es habitual en nuestro pulcro barrio residencial. Me paro en seco y miro al perro. Me devuelve la mirada y se aleja trotando.

En este momento está derrumbándose mi profesión académica y siento la espada de Kali, la curva hoz que se emplea para segar el trigo. Estoy destruida y tengo miedo. Hago una pintura en que una mujer maldice su destino mientras un perro negro aúlla a la luna en el fondo. Mi visión de mí misma ha sido aniquilada. Las dos torres empezaron representando a unos edificios de cemento rígidos y elevados que hay en el campus donde doy clase. Me han dicho que no van a recomendar que se me dé la titularidad del puesto con carácter permanente; que aunque he hecho mucho y muy bien, no es suficiente.

Lucho contra esa decisión, que se revoca de una forma interesante: me ofrecen la oportunidad de trabajar varios años más para que cumpla unas expectativas que no son realistas en absoluto. Mientras tanto, me entero de que la decisión tiene mucho más que ver con la política interna del departamento que con nada de lo que yo haya hecho o pueda hacer jamás. Con la sensación de que trabajo en un ambiente ligeramente más demencial que el que encontró Alicia después de seguir al conejo blanco a su madriguera, rechazo respetuosamente la oferta.

Tambaleándome aún, encuentro trabajo en una escuela de arte, donde enseño arte-terapia con dedicación parcial, con la esperanza de que esta vez sea diferente. En una de mis clases, mientras los alumnos hacen sus propias esculturas totémicas, hago una pequeña figura de Kali con muchos brazos. En casa, le preparo un altarcito en mi estudio (fig. 26), para reconocer esta energía mientras hago duelo por mi profesión y mi propia imagen, una vez más hechas añicos. Enciendo unas velas rojas y pido la gracia de dejar pasar lo que ya no me sirve.

Estoy deprimida y físicamente exhausta tras la desagradable batalla en mi trabajo anterior sobre el puesto permanente que esperaba. Me duele todo y decido hacer trabajo corporal para volver a encontrarme a mí misma. Y lo que encuentro en medio del duelo por mi

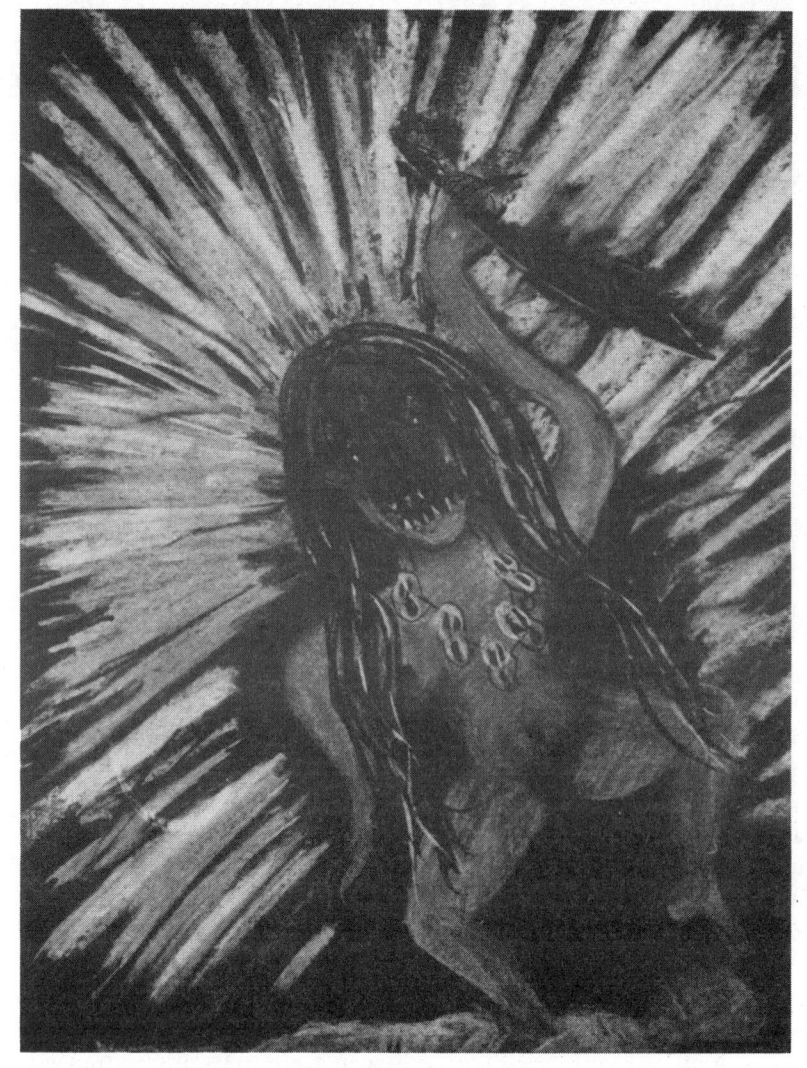

Fig. 25. Kali (pastel).

trabajo perdido es que estoy llorando a mi madre, algo que creí terminado hace mucho tiempo.

Me estalla la cabeza de tanto como me duele y no remite. Practico la imaginación activa y veo una imagen de mi madre en mi cabeza, tratando de salir. La visualizo flotando hacia arriba, saliendo de mi dolorido cráneo. ¿Es posible que mi dolor, mi querer aferrarme a ella, impida reposar a su alma? ¿Sólo la lloro a ella o también al deseo de la madre toda buena, sólo buena? Nunca concebí así el duelo. La

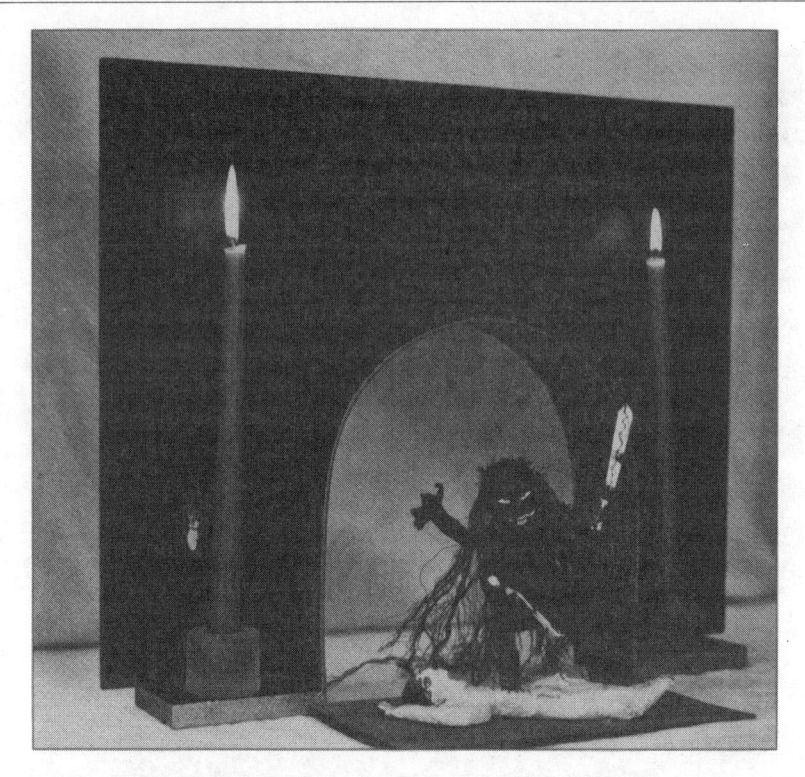

Fig. 26. Altar de Kali *(materiales diversos).*

dibujo saliendo de mi cabeza y luego decido hacer una máscara de ella, similar a la que hice de mi padre, con la esperanza de liberarnos a ambas de este cautiverio. Reúno fotografías suyas. No hay muchas, la mayoría de las veces era ella quien las sacaba. Encuentro unas cuantas que la muestran con unos ojos oscuros y tristes en un rostro oscuro. Trato de esculpir sus rasgos en pasta para modelar, ablandada al calor, para formar el molde de la máscara. El proceso de esculpir fue inmediato y gratificante cuando hice la máscara de mi padre... Espero evocar recuerdos olvidados desde hace mucho tiempo y tal vez encontrar a mi madre y volver a vivir los sentimientos buenos de mi primera infancia. En la mayoría de mis recuerdos conscientes, es una persona muy enferma que lucha contra el cáncer.

En lugar de eso, la arcilla no funciona. Los rasgos, excepto la nariz, se niegan a formarse. Después de una hora de trabajo me siento frustrada y, por pura desesperación, doy de cuchilladas a la informe máscara. Temo que el proceso de creación de imágenes me haya traicionado. Sé que tengo que esperar antes de encontrar la respuesta, así que lo dejo y me voy a hacer otras cosas. Cuando vuelvo a la cara, dejo que sean mis manos las que trabajen, renuncio a las expectativas y los deseos de conseguir un determinado resultado. Algunas de las marcas de las cuchilladas forman interesantes surcos en lo que deberían ser las mejillas. Empiezo a seguirlas con los dedos hasta que surge una forma. No hay ojos ni boca. Es una máscara del dolor, de las lágrimas no derramadas, en un rostro endurecido hasta convertirse en piedra a fuerza de reprimir tenazmente todo sentimiento. Las lágrimas empiezan a correr por mis propias mejillas. Esta es la faz interna de mi santa y estoica madre. El precio de las lágrimas no lloradas que se han abierto camino hasta el hueso mismo (fig. 27). Esta cara es el precio de no encontrar el río, de no ceder a sus meandros. De no llorar de rabia y miedo en toda una vida. Kali triunfa. En mi lógico intento de hacer una máscara del mismo modo que otras veces, no podía encontrar la manera. Es en la destrucción de la pieza cuando encuentro la auténtica máscara.

Nada de cálidos recuerdos: en vez de eso he excavado un silencio repleto de dolor. Mi madre y generaciones de mujeres antes que ella han sufrido en silencio. Este es mi legado. Recuerdo la máscara del rostro descarnado, que me parecía tan primitivo, como si el sentimiento fuera una facultad que yo no hubiera desarrollado. Ahora tengo cierta idea de por qué es así. Recuerdo otra máscara que hice unos años antes. En aquel tiempo creí que era frívola. Es una agradable señora con dos tiritas estratégicamente cruzadas sobre la boca, no vaya a ser que diga alguna inconveniencia que eche a perder su fachada. Representa mi compromiso con Kali, el silenciar los sentimientos, la negación de mi propia espada, mi capacidad de buscar la verdad y decirla. Soy la señora de las tiritas cuando me las arreglo con todo sin protestar. Noto que me invade la rabia. Voy a romper el silencio.

Esta no es una tarea fácil ni agradable. Moldeo una máscara de mi propia cara, con la boca abierta, gritando. Me la imagino en una caja de madera, encerrada, atada. Encuentro una caja vieja de madera y la pinto de rojo y negro. Paso mucho tiempo, años, observando la máscara. Un buen día me doy cuenta de que tengo que romper la caja. Cojo un martillo y la hago añicos. Los cristales rotos que hace años sentí dentro de mí, que tan cuidadosamente traté de evitar sentir, salen ahora disparados de la boca y los ojos de la máscara albergada en la caja rota (fig. 28). La prisión de la caja de la existencia se rompe con la expresión del dolor. El río sigue su curso. El perro negro me ha llevado a un lugar penoso.

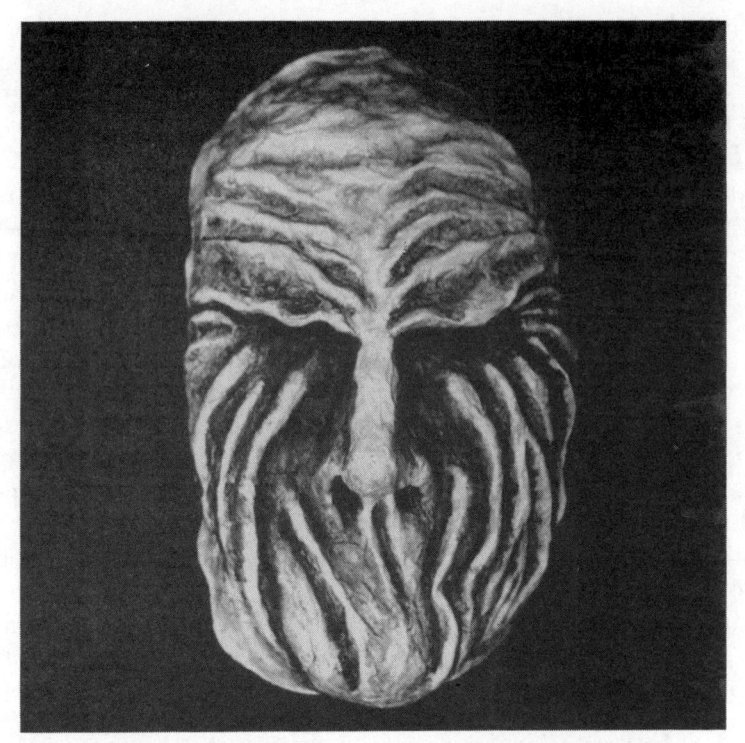

Fig. 27. Máscara de mi madre (papier mâché).

No tenía una imagen que expresara los sentimientos de rabia y dolor. Las mujeres enfadadas son mujeres desquiciadas, fuera de sí. La imagen más poderosa de mi repertorio es la crucifixión, que expresa dolor y tormento pero en una situación de pasividad, aceptación y sacrificio. Kali es distinta: expresa un aspecto activo de la destrucción. Resistí todo lo que pude, al ver que mi bien planificada vida profesional estaba estancada. Traté de poner remiendos y cambiarla en cosas insignificantes. Al renunciar a mi puesto en la universidad, renuncié a mucho más que a un trabajo. Empecé a renunciar a una imagen de mí misma como persona capaz de hacerlo todo, una variante de la Supermujer.

El elemento crucial para dar el paso de cambiar fue un hondo anhelo de mi ser creativo. Tenía que enfrentarme al hecho de que los requisitos de conservar un trabajo académico, incluso en un departamento de arte-terapia, tienen poco que ver con el ejercicio de la propia creatividad. Yo no lograba encajar la creación de imágenes dentro de una organizada jornada dedicada a impartir clases, preparar publicaciones, investigar, amamantar a la niña y preparar la cena, que

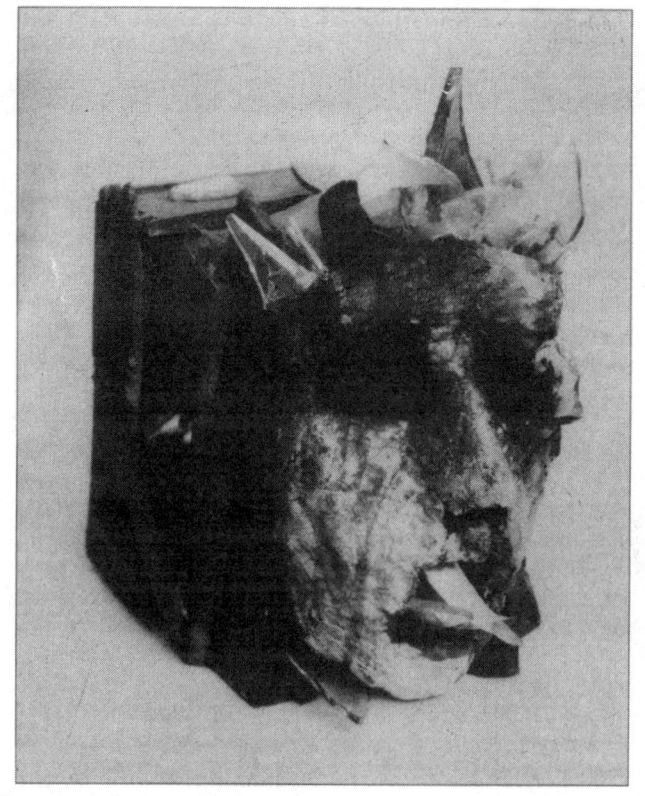

Fig. 28. Destrozada (*venda de escayola, madera, fragmentos de cristal*).

es la lista de una vida moderna perfecta. Así que el río que nutre la vida, crece y lo anega todo por puro amor por nosotros, creo yo. Es difícil creer que cuando se nos quita algo, se nos da otra cosa a cambio. Confiar en el amor infinito del alma requiere práctica.

Al hacer las imágenes de Kali, sentí el peso de generaciones de mujeres que, con una actitud obediente y complaciente, hacían lo debido y se callaban sus propias necesidades y deseos, que atendían a las necesidades de sus padres, esposos e hijos pero no necesariamente a las de su propia alma. Valoro enormemente la imagen de Kali, la lección de que soltar lo que no funciona, lo que está rancio y viejo en mi vida, es una forma de violencia necesaria. Conservo su altar en mi estudio, con semillas secas, flores muertas y velas rojas, que enciendo cuando siento que voy a abandonar algo que forma parte de mi vida.

A pesar de la fuerza de la aparición de Kali en mi vida, no me sometí fácilmente de una vez a su sabiduría. Encontré de inmediato otro trabajo que me permitió seguir aferrada a la imagen que tenía de mí misma, y algunas de las mismas cuestiones volvieron a plantearse de nuevo. El cambio, como cualquier otra forma de muerte, es más duro de lo que parece.

*****

Abrazar el proceso de creación de imágenes puede hacer surgir miedos. Sin embargo, el penetrar en nuestros peores miedos, paradójicamente, es iniciar la senda de la renovación. Kali llegó a mi vida como una imagen de la naturaleza activa de la destrucción o el cambio. La ofrezco como representación de un aspecto de la vida que frecuentemente parecemos negar. Está presente en los terremotos, en los incendios, en las tormentas. Está presente en los acontecimientos de nuestras vidas que nos parecen un cataclismo.

Pregúntate qué temes. Si, en un principio, las respuestas que se te ocurren son muy generales, trata de remontarte hasta llegar a algo específico. ¿A qué te aferras por miedo a soltarlo? Si Kali entrase en tus sueños con su espada, ¿qué es lo que cortaría de tu vida? ¿Qué es viejo, está rancio y está impidiéndote crecer y renovarte?

Kali es un profundo objeto de meditación. Si decides pedirle ayuda, estás invitando a que te ayude a una poderosa fuerza arquetípica. Esta fuerza actúa en nuestra vida de todas formas, pero pedírselo puede contribuir a que seamos conscientes de esta fuerza y trabajemos a su favor. Declara tu intención. ¿Qué aspecto de tu vida pide una renovación? No necesitas nombrar expresamente lo que podría suceder en tu vida. Normalmente no sabemos qué debería sustituir a lo viejo, y en eso estriba, en parte, que nos aferremos a lo viejo, porque, al menos, es conocido. Centra tu intención creando una imagen. Respeta tu propia resistencia. Piensa en la posibilidad de usar la técnica de garabatos o la de húmedo sobre húmedo como punto de partida. ¿Qué te sugiere? Tómate el tiempo necesario para descubrir qué es lo que surge. No podemos conocer la naturaleza de la transformación de antemano.

Piensa en la posibilidad de crear una imagen de Kali para que te ayude a comprender a qué necesitas renunciar. Recuerda que la destrucción es una parte vital y necesaria del ciclo de la creación. Puedes declarar tu intención sobre cosas pequeñas, a modo de práctica, también. Limpia un armario, líbrate de la ropa vieja o de libros o de algo que simbolice una vieja relación, función o trabajo. Esas son formas de mostrar tu voluntad de avanzar a través del miedo hacia el cambio.

CAPÍTULO VEINTE

El conocimiento de la proyección

En mi nuevo trabajo dirijo un seminario de supervisión de arteterapia. Los alumnos traen obras de sus pacientes y hablan del trabajo que están haciendo; forman un grupo interesante, más diverso que los estudiantes a los que daba clase en la universidad pública. Hay una alumna, sin embargo, que me crispa los nervios. Oigo mi propia voz, más brusca de lo que debiera, cortándola, frecuentemente a media frase. Hay mucho de admirable en ella: de más edad que la mayoría de los estudiantes licenciados, compagina los estudios con las exigencias de un marido e hijos. Pero no siento admiración. Algo me fastidia, algo que no es del dominio de la razón. También fastidia a otros alumnos, que indican a veces que la consideran «una simple ama de casa». Trabaja con niños en un colegio privado y considera como del evangelio cada una de las palabras que profiere su supervisor, un psicólogo imbuido de su propia importancia. ¿Qué pasa con su sentido crítico? Su apariencia infantil, la facilidad con que se le saltan las lágrimas, sus ojos muy abiertos y la seriedad con que trata de aceptar mis críticas me sacan de quicio. Cuanto más trato de dominarme en mis comentarios, más tiendo a sermonear.

Lo que más me molesta es el mal uso que hace de las teorías psicológicas para explicar el arte de los niños. Me irrita que se usen las palabras de los teóricos que trabajan con niños gravemente perturbados para describir el arte de los niños normales de un colegio privado. Es incapaz de limitarse a ver que lo que un niño dibuja es una declaración de sus intereses y de su mundo interior, que quieren ser apreciados por lo que son. En vez de eso, el niño que dibuja muchos árboles es «obsesivo»; la niña que disfruta dibujando siluetas y rellenándolas de colores, es «compulsiva». Tengo que recordarme constantemente que el aplicar con excesiva liberalidad esos términos clínicos es un error perdonable de los estudiantes de arte-terapia y no algo que haya que censurar.

Más tarde, ya en casa, decido hacer un dibujo. Quiero ver qué revelará la imagen, no tanto sobre la estudiante como sobre mí misma. ¿Podré encontrar la fuente de esos sentimientos negativos? ¿Cuál es la imagen que tengo de la estudiante? Me siento ante una lámina y unos cuantos lápices de colores con la punta bien afilada, un medio para la precisión y el control, cualidades de las que carece, en mi opinión, el trabajo de esta alumna. Me calmo, me concentro en verla mentalmente, siento tensión en los hombros cuando parpadeo ante su descripción de la pintura de un niño, la presentación vaga y entrecortada, salpicada de palabras altisonantes, utilizadas sin precisión. Empiezo por dibujar la figura. Está corriendo tras unos globos. La dibujo flotando en el espacio, alargando la mano para coger los balones más brillantes del «conocimiento», llenos de colorido y atractivos para ella, palabras importantes sacadas de los libros de texto, de su supervisor, de mí. El cabello ondea en el aire, su figura es amorfa y no lleva ropa, infantil y vulnerable. Sí, así es ella, cierto, un infeliz duendecillo que se esfuerza por agarrar aire caliente.

Me encuentro dibujando la línea del suelo y rellenándola con trazos verdes y marrones. Al mirar a la imagen, me siento mejor. La figura se parece tanto a mí como a la alumna. La cara es abierta, inquisitiva; eso es cierto en ella, aunque no he sabido ver ese aspecto en clase. La clave, sin embargo, está en sus pies, que flotan por encima de la línea del suelo. Eso es, no tiene los pies en la tierra. Cuando logra agarrar un globo, este la arrastra a la necedad, la vaciedad de las teorías, demasiado lejos del suelo del sentido común. Su problema esencial es que no valora sus propias percepciones. Supone que sabe menos y acepta concienzudamente las palabras de los «expertos», incluida yo. Eso y su deseo de ser una buena chica... No hace más que respetar el contrato tácito de los cursos de posgrado, a conciencia aunque sin sentido crítico, y representar el papel de alumna.

Pero nada de esto explica por qué me saca de mis casillas. ¿Qué imagen de mí misma me devuelve que me resulta tan incómoda? A lo largo de los años que llevo trabajando como arte-terapeuta he llegado a valorar el sentido común por encima de las teorías. Pero, si lo único que cuenta es el sentido común, ¿cómo puedo justificar el dar clases en un programa de posgrado? Esta mujer está pagando un montón de dinero para que le digan que todo este estudio le está haciendo perder el conocimiento básico que ya tenía al matricularse, un mal negocio donde los haya. Que sea tan abierta es una casualidad. Estupendo. Pero ¿por qué me crispa hasta ese punto? Yo misma siento a veces que la arte-terapia no es más que un puñado de globos de colores, atractivos pero efímeros, una manipulación innecesaria del impulso básico del hombre de hacer imágenes. A veces siento incluso que lo que hacen los arte-terapeutas equivale a una agresión al alma. Si yo veo que lo que estoy enseñando no son más que vaciedades, eso amenaza mi condición de experta, y mi trabajo de profesora. Peor aún, ella es una mujer que está intentando hacerlo todo, atender a su familia y ejercer una profesión, y se queja de ello en voz alta. Yo sigo sin reconocer que esto encierre ninguna dificultad.

Cambio el foco de la alumna a mí misma. Quiero hacer un trato con Kali. ¿Tengo que abandonar la enseñanza por completo para volver a poner los pies en el suelo? Es una propuesta aterradora. Me gusta que me asocien con una institución prestigiosa. Tengo mi propio miedo de sentirme como «una simple ama de casa» si ya no puedo decir que doy clases en esta o en aquella universidad. ¿No basta con que lo piense? ¿De verdad tengo que cambiar de vida? ¿No basta el discernimiento?

*****

El incidente que acabo de describir es significativo porque se refiere a una relación desigual en la que, como profesora, yo tenía más poder. Luchar por comprender qué parte tenemos en esas relaciones es una responsabilidad de especial importancia. Los niños, los alumnos y los subordinados hacen salir aspectos de nosotros, los que hemos relegado, a los que Jung llamó la sombra. Las personas que se encuentran en una posición subordinada no siempre pueden discernir cuándo reaccionamos frente a ellas desde las luchas que tienen lugar en nuestro interior y que nosotros negamos. Por esta razón es primordial examinar lo que los terapeutas denominan «contratransferencia», es decir, los sentimientos inconscientes que determinan nuestro comportamiento en esas relaciones.

Las personas que provocan en nosotros fuertes reacciones son, frecuentemente, una fuente de imágenes de gran fuerza para nosotros. Esto es especialmente cierto cuando reaccionamos frente a ellas con una negatividad irrazonable, aunque también hay veces que hacemos ídolos de algunas personas que tienen rasgos positivos que somos incapaces de reconocer en nosotros mismos. La irritación o la idealización, como el grano de arena en la ostra, pueden producir la perla de la sabiduría. Más que tratar de dominar a las personas y de determinar el resultado que necesitas inconscientemente, piensa que esas personas son como maestros para ti. Piensa en una persona de tu entorno a la que hayas sobrevalorado sin razón o a la que hayas acosado injustamente. Si eres padre, hacer este ejercicio en relación con un hijo es muy útil. Si no, puedes hacerlo respecto de cualquier alumno o persona subordinada. Dedica unos momentos a reflexionar sobre las cualidades y el comportamiento de esa persona. Haz un dibujo. Puede ser muy sencillo. Exagera las características fastidiosas o maravillosas de esa persona: lo que buscas es llegar realmente al fondo de la cuestión. Considera la imagen por un momento como un autorretrato. ¿Qué reflejo de ti te devuelve esa persona? ¿Qué posee ella que, por la razón que sea, eres incapaz de tolerar conscientemente? ¿Qué puedes aprender de ello? ¿Qué surge como respuesta? ¿Aparecen recuerdos o sentimientos? ¿En qué se parece la situación con esa persona a algo que experimentaste en otros tiempos, cuando eras el miembro menos poderoso de una relación? Límitate a reparar en lo que surja. Llevar un diario puede ayudarte a seguir los hilos de los recuerdos.

Es posible que descubras que desaparecen la irritación o la idealización una vez que sitúas el conflicto en el reino de la imagen. Esto te libera para relacionarte con esa persona de una manera más sencilla y menos cargada. Y, lo que es más importante, te permite ver cuáles de tus propias cualidades requieren que les prestes atención.

En especial, los padres cargan un gran peso sobre sus hijos al transferir al niño inconscientemente aspectos de sí mismos que les resultan inaceptables. Esto es igualmente cierto si la transferencia es de un rasgo positivo: por ejemplo, el padre o la madre que idealiza la habilidad atlética o musical de un hijo y le exige que dedique una cantidad enorme de tiempo a perfeccionar una habilidad que el padre o madre nunca adquirió. Es evidente que esto es completamente distinto de un apoyo auténtico a los logros de un niño. Se produce un efecto deformador, ya que el logro no le parece auténtico al niño y el trabajo que le cuesta alcanzarlo es oneroso en vez de placentero. Son necesarios un discernimiento y un valor considerables para darse cuenta de que uno ha entrado en esta dinámica, pero la imagen te ayudará a conseguirlo.

Al ver la imagen como un autorretrato, tal vez reconozcas sueños no realizados que quizá estén todavía al alcance de tu mano en cierto modo. Si te dedicas a tratar de hacerlos realidad, tu hijo o tu alumno será más libre de convertirse en una persona auténtica y no en un auxiliar de tus necesidades.

Puedes realizar esta tarea cada vez que te encuentres luchando en una relación con un hijo, un cónyuge, amigo o compañero de trabajo en la que haya inherente un desequilibrio de poderes. La clarificación de la imagen separa lo que es materia personal de los auténticos desacuerdos y quita hierro a la naturaleza emocional de muchas peleas. Aunque nuestra intención es que cada uno aprenda más sobre sí mismo, una consecuencia habitual de ello es el aumento de la comprensión hacia demás. Esta es otra tarea en la que el compartir la imagen debe hacerse con sumo cuidado, probablemente con alguien neutral y compasivo que no esté directamente implicado en el conflicto.

CAPÍTULO VEINTIUNO

El conocimiento de lo desconocido

En 1988, estoy haciendo trabajo corporal para tratar de deshacer la armadura que formaron mis músculos durante los meses que siguieron a mi transición al nuevo trabajo en la enseñanza. Con un trabajo cuidadoso, empiezo a relajarme y el dolor de la lucha actual se mezcla con las heridas del pasado y fluye hacia afuera. La imagen de un diminuto pájaro muerto me viene durante una de esas sesiones. Lo esbozo en el diario cuando regreso a casa.

Decido escribir un libro sobre arte-terapia; esto, y no la enseñanza, me digo, es mi «auténtico» trabajo. Pero me siento intensamente frustrada: lo que escribo es académico y aburrido, los años de universidad han dejado su huella. Voy a darme un paseo para aclarar las ideas. Me encuentro con un polluelo muerto en la acera, en mi camino. Al instante vuelvo en el recuerdo a cuando tenía tres o cuatro años, antes de ir al colegio. Estoy en cuclillas en un callejón junto a mi casa. Ahí hay una cría de pájaro, con el pico pálido, los bultitos de los ojos bajo los párpados cerrados y unas venas azules apenas perceptibles bajo la piel translúcida. El callejón entre las dos casas está fresco y sombreado. Después de un rato me marcho para seguir jugando al sol, pero a lo largo del día vuelvo varias veces a ver al pajarillo. Se lo están comiendo las hormigas. Al final del día, ha desaparecido sin dejar rastro. Mi primera percepción de la muerte: misterio a los tres años, misterio aún hoy.

Voy a casa a coger la máquina de fotos y vuelvo a tomar unas fotos en blanco y negro del pájaro, al que luego dejo cuidadosamente en la hierba bajo un árbol. Esta imagen es como un tótem, que aparece por primera vez en mi visión y luego en la calle para llevarme a mis primeros recuerdos. Revelo las fotos y pongo sobre mi escritorio una diminuta en un marco de estaño con flores (fig. 29).

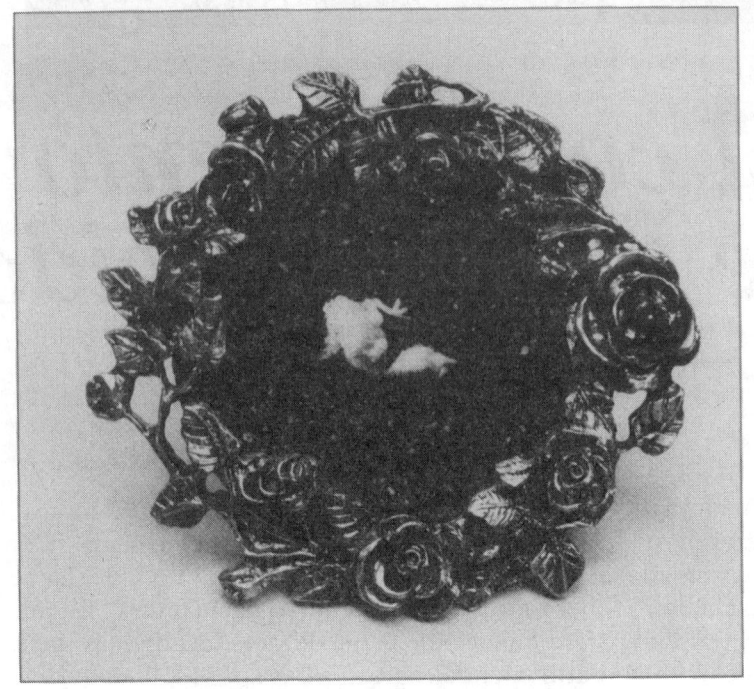

Fig. 29. Pájaro (*fotografía*)

El pajarillo sigue rondándome por la cabeza, haciéndome volver a los recuerdos de un tiempo que está en su mayor parte en sombras, suave y vago pero también mágico. Este es el tiempo que traté de captar en el colage que hice de mí misma en la cueva azul, mirando a las estrellas; un interludio mágico cuando el tiempo no tenía cortes, mi infancia antes de que las tormentas de la enfermedad atrapasen a mi familia. Si trato de centrarme y rebuscar en mi cabeza, los recuerdos se dispersan como la bruma. Hay algo numinoso ahí que se resiste a mis esfuerzos por comprender.

Quiero que este pájaro se despierte y eche a volar, sea un robusto superviviente. Pero está mudo y gris. Tengo un nido de pájaros en el estudio, lo encontré en algún sitio, y lo fotografío en la rama de un árbol y luego en las manos de mi marido. Junto los dos negativos y revelo una foto del pájaro en el nido. Es fantasmal, como un reflejo en el agua. Pienso en el nido del que cayó el pájaro, ciega ante el hecho de que mi hija empieza primero este año, va a ir al colegio todo el día y va a necesitarme menos. Ciega a mi renuncia a permitir la muerte de mi trabajo como profesora de arte-terapia.

John y yo estamos también tratando de decidir si tenemos otro hijo o no. Tengo un sueño:

> Estoy sentada en el suelo pensando en tener otro niño. No quiero volver a estar embarazada. Entonces veo que hay una niña en el sofá y que es mía. ¿Qué se supone que tengo que hacer con ella? ¿Darla en adopción? Tengo que resolver la cuestión de *esta* niña. Estoy algo fastidiada por su existencia, porque interfiere con mis planes. La tomo en brazos; retrocede y no me deja cogerla. La niña me dice: «Tú no eres la madre». Tiene una reacción alérgica hacia mí: se está poniendo roja y llenándose de ronchas. La cojo en brazos y llamo al médico. La niña tiene una herida en la cabeza. Mi tía indica que la niña tiene una desviación en la nuca. Me alarmo. Ni siquiera sabía que tenía esta niña ni sabía nada sobre sus problemas.

Dibujo mi sueño y me doy cuenta de que ha llegado el momento de desvincularme del arquetipo de la madre. Ha llegado el momento de volver a esa niña herida que murió hace mucho, mi niña, yo. En cierto modo parece más fácil, más aceptable, tener otro niño que dedicar mi tiempo a mi propio trabajo de creación. Me siento segura de mí para tener un niño, sé lo que hay que hacer; en cambio, mi trabajo me pone contra las cuerdas, y me parece mucho más arriesgado.

En mis clases también, incluso deprimida y cansada, siento que sé lo que estoy haciendo. Mis alumnos aprecian mis enseñanzas y quiero continuar. Las alternativas —dejarlo y sumergirme de verdad en la escritura y en el arte— deberían entusiasmarme, pero no lo hacen. Tengo miedo de desaparecer. Sin un trabajo, un título, con un niño de la mano, ¿quién soy? ¿Quién soy simplemente yo? Todavía no he contestado a esa pregunta.

Siempre me resulta difícil aceptar lo grande que es la distancia entre tener una «percepción» de mi vida y conseguir realmente un cambio de vida. He sabido durante años que no tenía absolutamente claro quién era «yo». Comprendía cómo la función que representaba dentro de mi familia me preparaba para centrarme en los demás, en satisfacer sus necesidades y no ocuparme de las mías. Sabía que el incentivo para ser más plenamente yo misma estaba en mi trabajo de creación. Sin embargo, también era real la satisfacción de hacer cosas que encajaban en las funciones que había desempeñado antes, de esposa, madre, terapeuta, profesora. Abandonar esas funciones no era la respuesta. Necesitaba el suelo firme de mi familia, su cariño y su apoyo mientras hacía frente a mis luchas interiores. Quedé sorprendida, cuando hice la fotografía del nido vacío, al descubrir lo profundamente que me había enterrado mientras cubría las necesidades de mi hija, como si pudiera deshacer, a través de ella, lo que a mí me había faltado. A veces pasaba horas ayudándola con sus dibujos en lugar de buscar un hueco para hacer un trabajo que fuera estrictamente mío. Disfrutaba de forma indirecta los elogios que le hacían a ella. Quería la aceptación incondicional que se concede a un niño y no la mirada crítica que se destina a un adulto. No sabía cómo lograr eso sólo para mí, a pesar de que como arte-terapeuta, eso es precisamente lo que yo había dado a otros con tanta frecuencia.

El pajarito muerto activó la compasión hacia la niñita que yo fui, arrancada demasiado pronto de la infancia. Necesitaba mimar la parte de mí que requiere amor sin crítica para poder tolerar el riesgo de crecer y de cambiar a través de una visión crítica. El miedo a las críticas y al rechazo ha sido una fuerza que me ha impedido compartir mis imágenes con más libertad y, paradójicamente, conseguir el amoroso testigo que también yo necesito.

Lo que más me cuesta es comprender que yo no puedo arreglarlo todo y luego empezar a compartir, que arreglarlo no es la cuestión, en absoluto. La cuestión es estar en el río y disfrutar de sus meandros, de los rápidos y de los remansos.

*****

¿Cómo vuelve uno a los lugares inacabados del alma? Había vivido la madre durante tanto tiempo, bajo tantas apariencias... ¿Cómo ser la hija? Para mí, la respuesta reside en el arte y en el juego. Además del arquetipo dominante, cada uno de nosotros tiene, también, acechando en las sombras, imágenes que evitamos y que contienen un potencial no vivido. ¿Cuál es la imagen que evitas, a la que has desterrado de tu alma? ¿Qué potencial tienes descuidado? ¿Hay una imagen en ti que fue frustrada al principio de tu vida y que puede volver a ser llamada ahora?

Una forma de pensar en esto es recordar cosas de la infancia, actividades, lugares, alimentos, juguetes o ropa que nos gustaban especialmente. Esas cosas pueden despertar la memoria y traernos las imágenes. ¿Cuáles eran tus sueños y tus deseos a los cinco años, a los siete? ¿Ser bailarina, vaquero, conductor de camiones, lobo? Dibuja esas imágenes y recíbelas en tu vida como a huérfanos perdidos hace mucho, que es lo que son. Compón una escena que albergue tu sueño de niño. No te preocupes si las imágenes te parecen infantiles. No trates de vestirlas de punta en blanco ni de hacerlas perfectas. Recuerda que están subdesarrolladas y que son un poco como un brote cogido debajo de una piedra, necesitan de tu asistencia para crecer y florecer.

Reafirma tu intención de aceptar y honrar a esas partes de ti. Juega con ellas como con viejos amigos. Luego fíjate en si sale a la superficie alguna idea sobre cosas que podrías hacer para criar ese potencial no vivido. Tal vez puedas tomar una clase de baile, aprender a montar a caballo, o buscar un hueco para hacer caminatas por el campo. Estas son las aperturas hacia el conocimiento de las raíces de tu yo creativo. Cuelga tus imágenes, vive con ellas y deja que te guíen.

CAPÍTULO VEINTIDÓS

El conocimiento de la colaboración

Es una mujer sentada a horcajadas sobre una serpiente que ríe. Surgió en un bosquejo que hice en un taller sobre la Diosa hace años y compuse la imagen, aunque la consideraba un poquito rara. Luego encuentro dos palos que sugieren la misma imagen, esa larga y delgada figura montada en una serpiente que actúa como elemento equilibrador. Los palos siguen igual, dos palos, durante mucho tiempo, pero ni los tiro ni los utilizo para otra cosa. Por fin, no sé por qué razón, empiezo a trabajar sobre ella, tallo el palo que sirve como serpiente para que termine en una forma cónica y vacío una hendidura para formar la boca reidora de la serpiente. Pinto la figura de la mujer de rosa pálido y le formo unos pechos con masilla para madera. Está cierto tiempo sin brazos. Una cuerda de plástico, deshilada y pintada de color oro con un atomizador, se convierte en su cabello electrizado. Unas ramitas le sirven de brazos y un nudo de la madera se convierte en un zorro que se asoma entre sus piernas (fig. 30).

La fuerza femenina de la creación es salvaje e imprevisible, está cargada de energía. Este es un aspecto de lo femenino que, con frecuencia, he confundido con la locura y la enfermedad mental y he tratado de mantener oculto. Tal vez me sea más ajena incluso que Kali, la Destructora.

Creadora-Conservadora-Destructora, tres aspectos de lo femenino, finalmente representados todos en imágenes para guiarme. Enciendo velas a las tres, pero la que más me intimida es la Creatrix (Creadora). Su energía caótica y envolvente llama cuando le parece, me saca de la cama en mitad de la noche sin consideración alguna hacia el resto de mis obligaciones. Me da miedo. ¿Qué dirá la gente? ¿Qué dirá mi familia cuando decida que tengo que dormir en el porche a la luz de la luna llena? ¿Qué pensarán mis invitados cuando

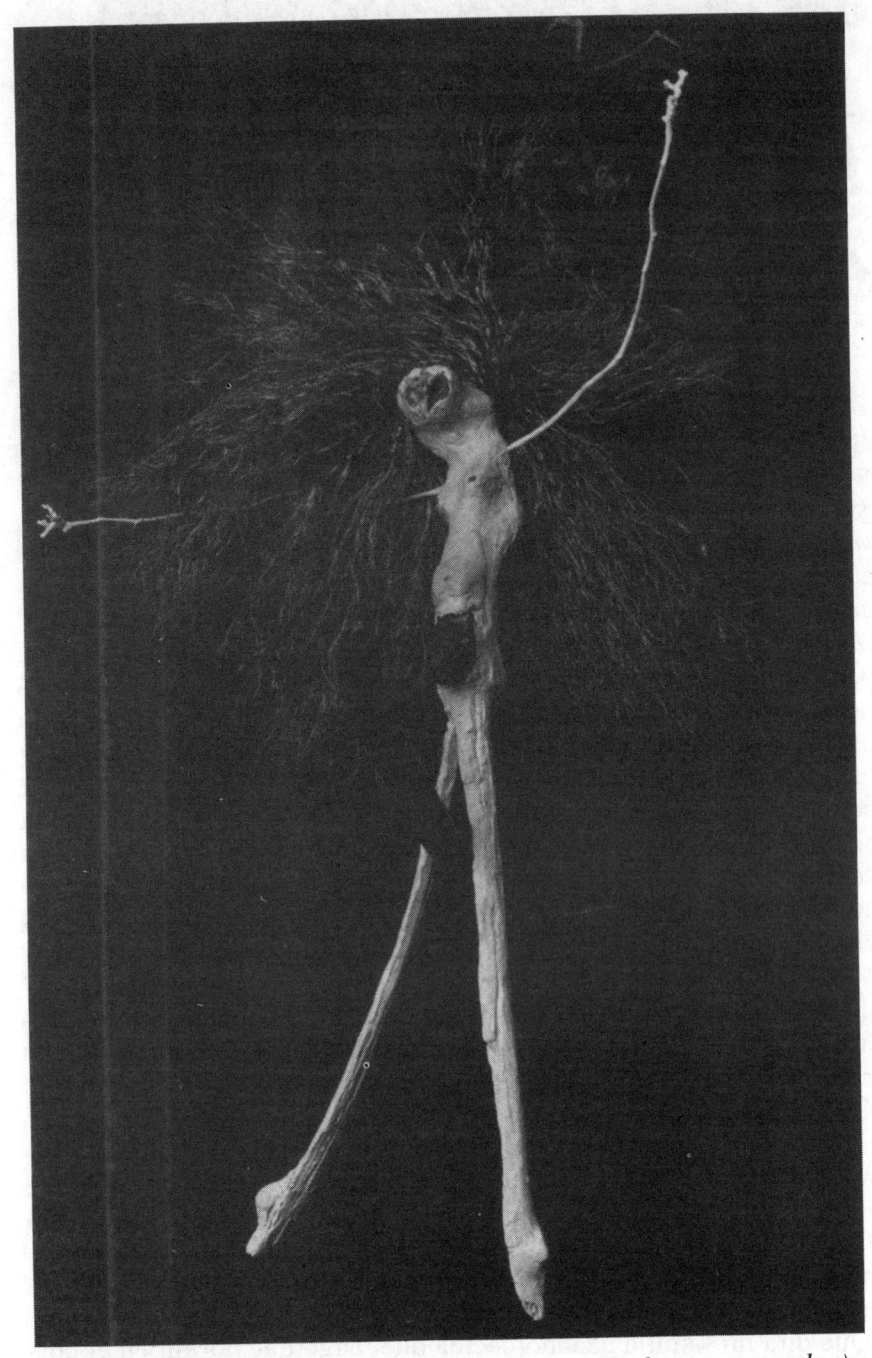

Fig. 30. Creatrix *(madera pintada, materiales encontrados).*

vean esas extrañas figurillas con platitos de ceniza delante? Decido que no me importa. La Creatrix es la catalizadora de la inspiración, la llama viva y la danza impetuosa. Actúa de forma extraña. Me pregunto si tendré el valor de confiar en ella.

Me pide que vuelva a los tres paneles de táblex que abandoné hace cinco años. Ahora reconozco a la mujer con cabeza de lagarto. Es la fuerza femenina. Ahora puedo pintar las caras masculinas de cada cuadro porque no estoy luchando contra ella, ni cerrando tanto los ojos a su existencia. En el primer cuadro se le aproxima un hombre, un hombre rudo y pomposo con sombrero de copa y levita. Su relación con lo femenino es sobre todo la de un *voyeur*. Está agazapado tras las escaleras, mirándola como un espectador de teatro que espiase a la protagonista. Lo que antaño fue una rosa en la escalera, que los separaba, se convierte en una vela. Ella le ofrece iluminación, conocimiento.

En el segundo panel ambos están frente a un altar invisible, casándose. Él ha cambiado. Su rostro es caricaturesco; le acompaña un muchacho joven. A ambos lados, detrás de ellos, están dispuestos sus constituyentes. Los de él están representados por el hombre ideal helénico, monjas, una novia tradicional, oficiales militares; los de ella, por animales, un fauno, mujeres de todo tipo. Estas imágenes, sacadas de revistas, las he pegado en la pintura.

Sólo en el último panel, tras su unión, se relacionan realmente entre sí. El rostro del hombre se ha suavizado; está sentado en un banco a la luz de la luna, el elemento de ella, atendiendo a su sabiduría. La figura femenina no cambia en ninguno de los tres cuadros, a diferencia del hombre, que sufre una tremenda transformación. Ella lleva la máscara del instinto, una cabeza de lagarto, y conserva su desnudez sagrada. Reconozco en esas imágenes un drama interno. La parte del ego está representada en su relación con el alma. La guía debe venir del alma, que es eterna, elemental y, en último término, imposible de conocer tanto para los hombres como para las mujeres.

Terminé esas imágenes y las expuse en una muestra sobre «La percepción del "otro"» organizada por el Women's Caucus for Art, de Chicago. Organicé también un seminario con varias otras arteterapeutas, Rosalind Wilcox, Dollie Hinch y Rosemarie Conway, sobre el tema. Todas presentamos obras en la exposición y a todas nos interesaba el concepto del tema: que a través del arte pudiéramos examinar nuestras ideas de la diferencia, de la otredad. Presentamos nuestras obras de arte y nuestras ideas al grupo. Hicimos que los participantes empezaran por pintar un autorretrato. Les pedimos que se pusieran por parejas y que cada uno hiciese una entrevista a su compañero y luego un retrato, y, para terminar que hicieran un segundo autorretrato. A continuación vimos los resultados todos juntos. Los participantes se sintieron estimulados por las tareas y observaron que el hacer un retrato, así como el que le dibujaran a uno, creaba un sentimiento de intimidad y de «conocimiento» que les parecía significativo.

Descubrí que mi segundo autorretrato difería espectacularmente del primero. El autorretrato inicial trataba de mostrar distintos aspectos de mí. En lugar de eso resultó deshilvanado y escindido, con lo que reflejaba las dificultades que estaba experimentando en mi nuevo trabajo. Me sentía agotada y traicionada en una situación de la que había esperado solidez profesional. En el seminario comprendí lo cansada que estaba de ser la «experta», la responsable. Mi compañera era Peggy Schwartz, arte-terapeuta y antigua alumna mía. Me hizo un retrato que encontré muy consolador. Me sentía vista y afirmada como persona corriente, más que valorada por mi papel de profesora o supervisora. Peggy me contó que de estudiante me admiraba, pero que desde entonces había desarrollado su capacidad de liderazgo y su personalidad profesional y que ahora se sentía más libre de verme como colega. Nunca me había dado cuenta antes del precio de ser un «modelo» para los demás. La admiración de los alumnos es muy agradable pero, a fin de cuentas, hace más difícil compartir o reconocer sentimientos que podrían dañar la imagen de competencia y profesionalidad en la que ellos confían mientras se construyen su propia identidad profesional. Para cuando hice mi último autorretrato, me sentí colmada y renovada. El trabajo de Peggy me había ayudado a ver lo tensa que estaba con mis alumnos actuales y el precio que estaba pagando. El autorretrato también me sugirió mi propia ambivalencia hacia la apertura. El papel no contiene toda la figura, como si estuviera preocupada de que mis necesidades, si las reconociera realmente, fueran demasiadas.

El trabajo que ha resultado de la imagen de la Creatrix ha sido crucial en mi vida, porque ha marcado la aceptación de la fuerza creadora interior como una guía digna. El seminario sobre «La percepción del "otro"» constituyó un estimulante intento de ser más plenamente yo misma en mi trabajo, de permitir que la obra surgiera de verdaderas inquietudes, sin fijarle una meta específica. También marcó el comienzo de un trabajo de auténtica colaboración y de una nueva capacidad de sentirme cómoda al presentar mi obra en un foro público. Esta libertad y esta sensación de seguir mi intuición en mi arte y en mi vida continúan desarrollándose.

*****

Si la relación de testimonio te ha parecido satisfactoria, piensa en entrar más de lleno en una relación de creación en común. Basándote en las tareas del seminario «La percepción del "otro"», pide a un compañero que se reúna contigo para dedicar cierto tiempo a la creación artística. Tu intención puede ser ampliar tu visión de ti mismo al recibir la percepción del testigo. Primero, cada uno se hace un autorretrato. Puede ser realista o simbólico. Comentadlos juntos, usando el método de testimonio que hayas desarrollado. Después, que cada cual pinte al otro. Turnaos de forma que uno pose mientras el otro pinta. Esta es otra poderosa forma de actuar como testigo. Cuando ambos retratos estén terminados, vedlos y comentadlos juntos. Reparad en lo que surja. ¿En qué se distingue dibujar juntos de estar juntos sin más? ¿Qué ves de la otra persona que antes no habías visto? Por último, cada uno vuelve a pintar otro autorretrato, con los medios y la forma que desee.

Podéis pasar cierto tiempo con las tres imágenes, observándolas en silencio. Luego, colgad juntas las seis. Contemplad juntos, en silencio, todas las imágenes. Fijaos en cómo empezó cada uno. ¿Cómo te cambió el hecho de dibujar a otro? ¿Cómo cambió tu percepción de ti mismo al ser dibujado por otro? Este proceso invita a la energía creativa de lo femenino a participar en la relación. De esas imágenes surge una conciencia más auténtica de la interconexión entre todos nosotros. Puedes empezar a notar lo dependiente que eres de las percepciones que te reflejan los demás y cómo una percepción comprensiva puede traer curación. Observa a dónde te llevan tus imágenes. ¿Sigue habiendo formas de continuar siendo cocreativos en vuestra relación mutua?

CAPÍTULO VEINTITRÉS

El conocimiento de la transformación

Mis alumnos están dibujando tormentas, practicando la metáfora visual de expresar sentimientos fuertes. Son un grupo tormentoso y siento el impacto de su tumulto. Rasgo un pedazo de papel marrón y decido unirme a ellos. Primero dibujo un recuadro dentro de los bordes del papel, como si esta tormenta pudiera salirse de la lámina. A mi alrededor, los alumnos están embadurnados de carboncillo y de pastel. Esbozo cuidadosamente la línea fina y brillante del horizonte y luego lleno la mitad superior del papel con furiosos cúmulos amontonados. El plano medio es de color siena tostado y, luego, en el primer plano, irrumpen las llamas. Esto no es una simple tormenta, sino una tormenta de fuego, furiosa e imparable. Me gusta la imagen y me la llevo a casa.

Preparo un lienzo con la intención de hacer una pintura al óleo de la tormenta. Pinto en él un cielo fuerte separado de la tierra por la línea fina y brillante del horizonte. El lienzo se queda en el caballete, expectante, como el decorado de un escenario. Trato de pintar los cúmulos, pero tienen aspecto de bolas de billar. Adina entra en el estudio y me dice: «Mamá, ya ha terminado la tormenta». Parece que tiene razón. En algún lugar dentro de mí, los nubarrones han dejado paso a la lluvia, que ha apagado el fuego.

Pinto una cruz marrón a la izquierda, que se queda ahí durante días. Pienso que tal vez ese elemento termine la pintura, pero no hay tanta suerte. Hago unos bosquejos de crucifixión, con pintura acrílica sobre cartón. Es el viejo tramposo, mi elemento masculino interior, gritando al cielo y todavía intentando llegar a un trato. Ha perdido las alas y el halo se le ha caído al suelo. Está demacrado, pero todavía bastante vivo. Su juego ha sido descubierto, desde que le pinté con la mujer arrodillada y suplicante (fig. 13, pág. 116) y he estado esperando que se desvaneciera y desapareciera de mi camino. Trato de esbozarle muerto. Entonces empiezo a pintarle muerto en la cruz.

La pintura se queda ahí tiempo y tiempo. Pienso en una mujer con un martillo en la mano acercándose a la cruz para rematarle. La esbozo y luego la pinto en el cuadro, acercándose a la cruz con un martillo en la mano. Su cabello está formado de serpientes que se retuercen, es poderosa, le clavará bien y dejará vencedor a lo femenino. Después de pintarla, me doy cuenta de que él ya ha sido clavado a conciencia, así que la mujer debe de tener otra intención.

Sueño con una bruja:

> Estoy con un hombre. Es guapo y fuerte. Estamos a la puerta de la tienda mágica de la bruja. Mi compañero quiere robarle algunos trucos. Le digo que es peligroso. Está muy seguro de sí. Sé que no puede uno acercarse a ella directamente. Él da unos pasos hacia la puerta, que es como la de un colegio, con cristal reforzado con hilo metálico. Él mira dentro. La bruja le ve. Los ojos de ella son rojos y sobresalen en las cuencas como caracoles. Cuando se encuentran sus ojos, él vuela atravesando el cristal. Ella le atrapa. Le tiene completamente en su poder.

Por medio de la imaginación activa, continúo el sueño:

> Veo que debo rescatarle llevándole un espejo de mano de plata. Me deslizo silenciosamente en la habitación, segura de evitar la mirada directa de la bruja. Sé que uno sólo puede acercársele de lado. Los dos están en cuclillas, juntos, en el suelo. Estoy detrás de ella y sujeto el espejo para que mi compañero pueda verse; ahora tiene los ojos rojos igual que la bruja. Cuando se ve en el espejo, se rompe el encantamiento. De pie, le doy el espejo y le digo «pónselo delante de la cara». En vez de hacerlo, la golpea con él. Ella se pone furiosa y le agarra el tobillo con la mano huesuda cuando trata de marcharse. Vuelvo a decir: «Pónselo delante de la cara». Esta vez, él lo hace. Al ver su reflejo, ella le suelta el tobillo para tratar de coger el espejo de plata brillante. Le toco la mano y volamos por la ventana, dejando a la bruja encantada con su propio reflejo.

Esbozo a la bruja en cartón. Es una vieja hechicera marchita ensimismada en su propio reflejo. Es la sombra de lo femenino, que hace presa en los demás. Es en lo que se convierten las mujeres cuando su creatividad es rechazada: presumidas, rapaces, devoradoras, vivas sólo a través de los demás. Siento que ella es una advertencia para que yo atienda a mi propia creatividad.

Cuando la pongo en el cuadro, se convierte en Kali. En una nube turbulenta, surge como la Madre Oscura, que es el último recurso de la Devi en la mitología hindú, a quien se apela cuando hay resistencia al cambio.

Mirando al cuadro, veo que las piernas de la mujer joven no están del todo correctas; parecen estáticas. En la sesión de trabajo corporal, pruebo a ponerme como la figura y trato de moverme, y me doy cuenta de que, debido a la postura de los pies, la mujer está atascada. Cambio las piernas de forma que pueda iniciar el paso con la izquierda y consigo moverme como meciéndome. Cuando vuelvo a casa, cubro de pintura la parte baja del cuerpo y luego hago a Adina que pose para mí y pinto las piernas avanzando. Con ese cambio, me doy cuenta de que su misión es descender a la figura de la cruz. Su martillo tiene dos lados y utilizará las pinzas para quitar los clavos.

Esculpo a un hombre que agoniza en el regazo de una mujer. Ella acuna tiernamente la cabeza, demasiado grande, mientras el cuerpo se relaja y se hunde en la tierra (fig. 31). ¿Puedo realmente dejar marchar los viejos modelos? ¿Qué quedará de mí? Con todo, la ternura de la escultura me tranquiliza, al mismo tiempo.

Después, un día, mientras me relajo en la sauna, me viene una visión de un niño pequeño al que llevan en una manta cuatro pájaros negros. El niño lleva una bola de luz resplandeciente. Esbozo esta imagen y luego la pinto en la esquina superior derecha de mi cuadro. Ahí se queda durante meses. Quiero acabarla y quitarla del caballete, pero no está dispuesta a marchar. Pido a un amigo que me haga un marco grande, pero la pintura parece asfixiada en él. Se niega a tener límites. Un artista amigo se pregunta cómo voy a resolver jamás la «tensión» de la pintura. Muestro una diapositiva del cuadro en una reunión de artistas y una mujer me dice: «¿Y porqué tienes que resolver la tensión? Pon la pintura encima del marco». Eso funciona estupendamente. La visión se extiende más allá de los límites del marco del cuadro, una cosa artificial que da sensación de encierro (fig. 32). Estos no son meros símbolos, sino la materia de que está hecha mi vida, tan real para mí como mi marido, mi hija, yo misma. La tensión está siempre ahí, la rueda de la vida que gira imperceptiblemente.

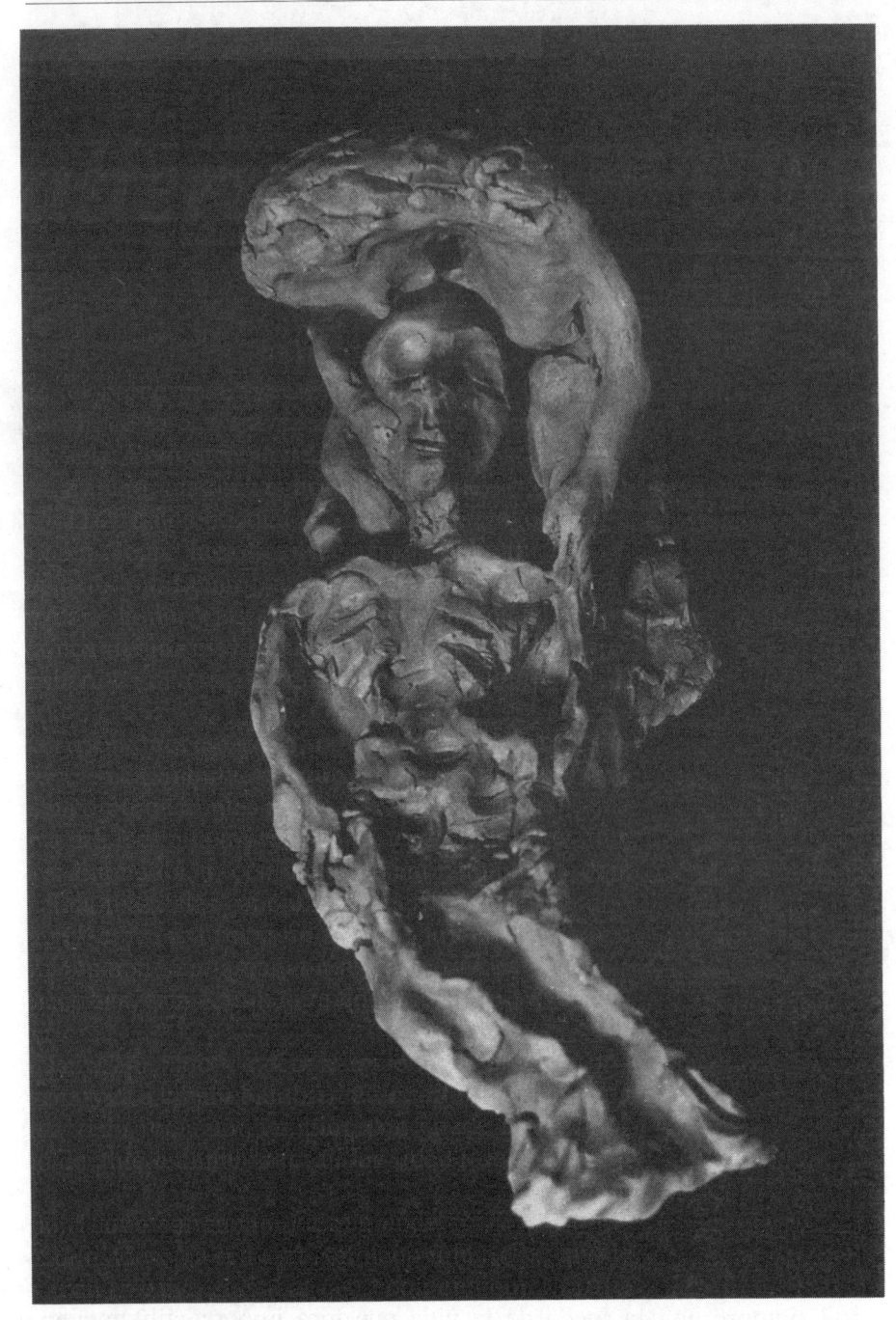

Fig. 31. Muerte del ego *(arcilla).*

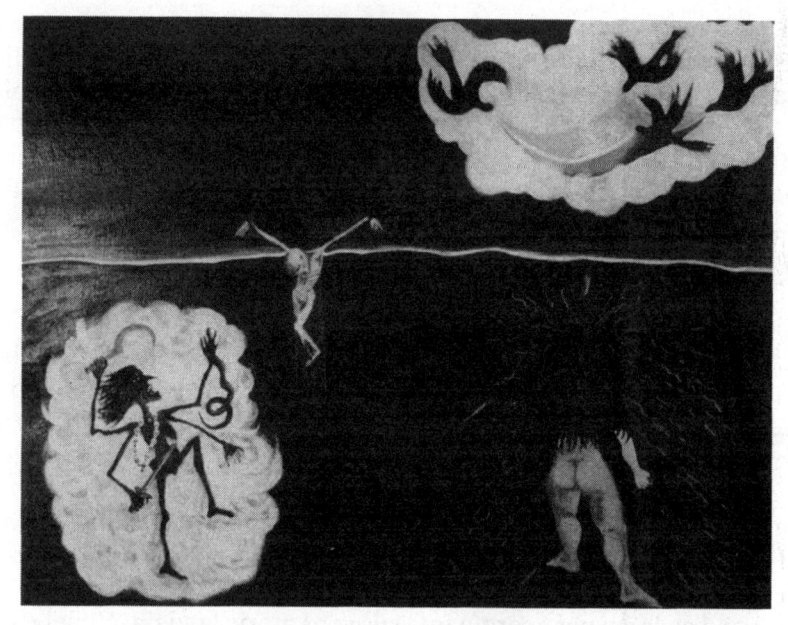

Fig. 32. La rueda de la vida *(pintura al óleo).*

Cuando soy consciente, y también cuando no lo soy, el río fluye constantemente dentro de mí.

La pintura contiene los contrarios, la vida y la muerte, lo nuevo y lo viejo, lo masculino y lo femenino. La siento como una suma, una recapitulación de los temas que se han ido tejiendo a lo largo de mi vida. Hay una razón por la que he tenido este ego, que asumía la responsabilidad, que era más bien cínico y disimulado y que se identificaba con lo masculino: me ha servido para sobrevivir. Pero estoy tratando de poner en perspectiva su influencia, de dedicarme con mayor entrega a un trabajo creativo. Lo único que sabe hacer él es fijar estrategias y manipular. Si de él dependiera, yo seguiría en medios académicos, seguiría siendo importante, una gran habladora. Ya lo tiene todo planeado. Lo femenino se ha hecho lo suficientemente consciente en mí como para que ese aspecto no me haga perder el equilibrio.

He tenido que aprender también sobre el poder oscuro de lo femenino. En la mitología hindú, cuando la diosa Devi se enfrenta al poder intransigente bajo el aspecto de poderosos adversarios masculinos, aparece Kali para romper el empate. Lleva varias de sus armas tradicionales: la hoz de hoja curva, que simboliza el modo indirecto de actuar, que es el femenino; la siega, que es la cosecha; pero también la espada, con su hoja recta, que simboliza el camino de la acción directa, del sacrificio. Personifica todos los contrarios. Kali se lleva todas las formas de vida que ella misma ha creado, a su debido tiempo. A veces se la muestra devorando a sus propios hijos para expresar el misterio del retorno. Kali sostiene también la serpiente, otro símbolo de renovación y continuidad, con su capacidad de cambiar de piel. Es una figura fuerte y disfruto pintándola con todos sus sangrientos atributos. Nos prepara para un vacío fértil, algo que yo he temido y evitado en ocasiones. Cuando pinté a Kali, la vieja del sueño vio restaurada su divinidad.

La mujer joven es una figura estimulante, de fuerza y determinación. La escultura de arcilla revela y aclara su auténtico propósito: el perfeccionamiento de la compasión. Al atender a la figura agonizante, me enseña la compasión de mí misma y de mi propio proceso interno de cambio, así como la compasión hacia los demás. Es una figura digna y me siento cómoda al identificarme con ella. Mi hija explica orgullosa a los amigos que ella fue la modelo, y espero pasarle el sentimiento de la fortaleza femenina.

El bebé es la nueva energía que surge al morir la vieja. El bebé con su bola de luz resplandeciente me sugiere que mi próximo trabajo, cualquiera que sea la forma que adopte, traerá consigo la luz. Los pájaros, que, en una ocasión hace mucho tiempo, significaron la muerte en una pintura que hice con Naumburg, ahora aparecen como portadores de la nueva vida.

Hasta este momento, mi trabajo con imágenes ha sido como ir tanteando mi camino en una cueva oscura. He seguido una corriente subterránea que serpentea por debajo de mi vida cotidiana. A veces me pierdo y he intentado, en ocasiones, dirigir y controlar este río. He querido que fuera más recto y más sensato. He querido llamarlo «ser arte-terapeuta» o «ser artista». He querido saber qué iba a ocurrir y que fuera más fácil. Naturalmente, nada de eso ha ocurrido.

Mi creación de imágenes, he acabado por concluir, es en primer lugar, un recordatorio. Es mi forma de mantenerme en contacto con lo divino que hay en mí. Recordar es volver a llamar, convocar de nuevo al propio yo que antaño fue primordial pero que, por distintas razones, ha quedado relegado. Es recordar, volver en cuerpo y alma a la naturaleza divina de uno retomando y aceptando todas las partes que nos componen. Cuanto más poseamos de nuestro yo, menos enemigos necesitaremos para que personifiquen nuestra oscuridad renegada. El alma todo lo acoge.

La creación de imágenes siempre contiene una paradoja. Al principio descubrí lo muerta que estaba en realidad y luego, cuánto más viva podía llegar a estar. Anhelaba esa vitalidad, la espontaneidad y la creatividad que la acompañan. El precio que pagué fue que el espejo que me ponían delante mis imágenes me mostraba mis miedos, mi rabia, mi ego incompleto y rígido. Para ganar vida, mi «yo», tal como lo conocía, tenía que ser desmantelado. Tenía que aprender a dejar partir ciertas imágenes de mí misma que me resultaban muy queridas. El yo rígido no sólo mantiene a raya al miedo, sino tambien al amor y a la alegría.

He integrado el proceso de creación de imágenes en mi vida, de forma que es una fuente constante de transformación. El miedo no está ausente, pero tiene un lugar en que expresarse. Confío en el proceso de creación de imágenes tan plenamente como voz de la sabiduría interior, que hasta el miedo es tolerable, como aspecto de algo mucho más grande. Eso más grande a lo que denomino el río, que resulta ser la vida misma, con todo su caudal, su poder, su imprevisibilidad, sus trechos poco hondos y sus trechos torrenciales. Sé ahora, con toda seguridad, que las imágenes me llevarán al caudal y me impedirán quedarme atascada, colgada de los pilotes podridos del engaño de mí misma más de lo que haga falta. También confío en que el río no me ahogará. Mi trabajo consiste en mantenerme despierta y seguir a los sentimientos hasta el estudio.

CAPÍTULO VEINTICUATRO

No saber nada

Si te lo permites, el proceso de creación de imágenes te tejerá, como si fueras un brillante hilo, a través de tu mundo interior y de vuelta al tejido de la vida. Periódicamente, te surgirán imágenes que parecerán resumir tu trabajo, tus luchas arquetípicas, como me ocurrió a mí con la figura 32. Estos pueden ser interludios gozosos y, a través de ellos, puedes llegar brevemente a hacerte la ilusión de «haberlo comprendido todo». Luego, pasarán. Esas imágenes merecen realmente un lugar de honor y nuestra gratitud. Pero recuerda que la energía que llevamos dentro está viva y es juguetona: constantemente formará y deshará y volverá a formar nuevas configuraciones, una nueva imaginería.

Una tarea de transición que, en ocasiones, prolonga la sensación de paz que sobreviene en un momento de recapitulación es el mandala. El mandala es un dibujo circular que simboliza el todo. Aunque el dibujar uno no va a hacerte completo por arte de magia, es una forma de declarar tu intención, y centra la atención mientras deja reposar a la mente. Los mandalas espontáneos deben tratarse como cualquier otra imagen: se puede buscar un testigo para ellos y deben respetarse. Esos dibujos son similares, aunque más modestos, a las pinturas tibetanas de arena, una forma de meditación que sirve para ordenar el caos interior.

Escuchar una música apacible y quemar incienso o prender una vela aromática contribuyen a crear el ambiente de reflexión en calma que el dibujo del mandala fomenta. Tu intención puede ser experimentar la integridad de algo o contemplar la totalidad que entraña el mandala.

Dibuja un círculo. Hazlo suficientemente grande como para que quepan muchas posibilidades. Ya sea a pulso o con una regla, divide el círculo en partes, con líneas rectas, curvas o con cualquier forma que te resulte agradable. Escoge una combinación de colores y rellena totalmente los espacios de tu dibujo. No necesitas planear toda la

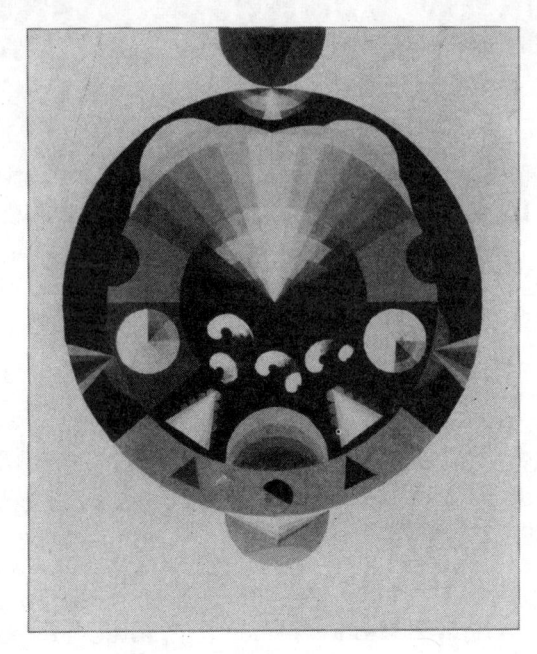

Fig. 33. Mandala *(aguada)*

pieza, sino que puedes dejar que te vaya surgiendo a medida que trabajas sobre ella. A mí, esta tarea me resulta muy sedante (fig. 33) y también muy útil en momentos en que el trabajo con imágenes parece atascado o un poco caótico.

Si, en lugar de sentirte más tranquilo, te encuentras crispado en algún momento del proceso de creación de imágenes, si todo te parece viejo y gastado y no muy estimulante, puede haber llegado la hora de buscar un trabajo artístico más difícil. Si te gustó la escultura, toma unas clases de talla de piedra o de soldadura. Si la pintura te satisface, prueba la acuarela clásica o la pintura sumi-e. Al situarte en la novedad y la incomodidad de lo que el zen llama «el estado de ánimo del principiante», volverás a tener la sensación de riesgo y estímulo.

También puedes dirigir hacia el exterior tu habilidad y utilizar el proceso artístico para explorar una cuestión social, como una forma de investigación. ¿Cuáles son las imágenes que surgen en el debate sobre el aborto?, ¿y sobre las personas sin hogar? ¿Sobre qué cuestiones quieres saber más o comprender mejor? Reúne ilustraciones de los medios de comunicación, haz esbozos del natural. Vete a una parte distinta de la ciudad de la que frecuentas habitualmente. Abre los ojos, abre la mente. El arte es una vía de conocimiento.

Conclusión

CAPÍTULO VEINTICINCO

Saber algo

A lo largo de unos veinte años, he aprendido algunas verdades sobre la creación de imágenes. Algunas son probablemente universales, y luego está el contenido, que es universal en sus líneas generales, pero está lleno de mis detalles personales. Lo que sé es esto:

* *La realidad es simultánea.* Las imágenes revelan que somos seres holográficos, que vivimos múltiples historias. Frecuentemente nos quedamos atrapados en una visión de nuestra personalidad y perdemos la riqueza de nuestra multiplicidad. Con ello perdemos también flexibilidad, espontaneidad y creatividad. Manifestamos nuestros conflictos internos como bloqueos en nuestra vida exterior. En mi caso, el trabajo parece ser la principal escena en que se expresan mis conflictos.

* *El miedo distorsiona.* El miedo distorsiona nuestra visión del mundo, así que las imágenes se manifiestan al principio en formas aterradoras. Veo la imagen como si la hubieran metido en el fondo de un armario oscuro. Cuando sale por primera vez, está arrugada y es rara. Esto no hace de ella una imagen mala o «enfermiza», sino simplemente extraña. Al dar una forma a la imagen y contemplarla como testigo, se comienza el proceso de deshacer las distorsiones.

* *La intención dota de facultades.* Tener una clara intención de lo que queremos saber, incluso de una forma muy general, hace que sea más efectivo el proceso de creación de imágenes. Una intención puede expresarse con palabras, pero también necesita acción para manifestarse. La intención puede ser general, como «quiero saber el significado de esta imagen» o específica, como «quiero explorar mi relación con mi padre». Puede ser sencilla (la intención de experimentar con la pintura) o compleja (la intención de comprender los propios temores).

* *La atención transforma.* Hacer la imagen y vivir con ella, sin otra intervención, sin valorarla, sin interpretarla, cataliza el cambio y el movimiento. Cuando la imagen no está arrinconada en un armario, la vida vuelve a fluir a través de ella. La atención honra a la imagen y comienza el proceso de reclamar lo que quiera que represente.

* *El discernimiento no equivale al cambio.* El discernimiento puede ser preludio del cambio. Las imágenes pueden producir discernimiento o pueden ser totalmente misteriosas. El discernimiento, o «conocimiento» consciente —es decir, las ideas sobre lo que puede significar una cosa—, no es necesario para el cambio y no lo garantiza. Otra forma de decir esto mismo es que habitualmente transcurre mucho tiempo entre la percepción y la realización.

* *Las imágenes son pautas.* Tendemos a repetir ciertas escenas de la vida. Todo el mundo tiene su propio repertorio de imágenes, a las que yo considero como el juego de cartas que le ha tocado a cada uno. Es con ellas con las que tenemos que trabajar. Luego las arreglamos según pautas que nos son familiares. Todos tenemos ciertos temores que superar, ciertos aspectos de nuestra personalidad que necesitamos alimentar para equilibrarnos y completarnos, ciertos mitos e historias que tenemos que vivir, ciertas verdades que ofrecer. El conocer nuestras cartas nos permite considerar nuevas disposiciones y nuevas pautas.

* *Las pautas son universales.* Aparte del plano estrictamente personal, hay ciertas formas de imágenes que son compartidas por grupos, culturas e individuos que tienen experiencias similares. De modo que las imágenes proporcionan a las personas un medio de comunicarse entre sí en un plano profundo. Las imágenes del pesar tocarán una fibra sensible a casi cualquiera que haya llorado una pérdida, por ejemplo.

* *Las imágenes son predictoras.* Las imágenes nos dicen lo que está ocurriendo en nuestra vida interior. La manifestación externa de lo que representa la imagen puede no resultar patente hasta mucho después de su aparición. De este modo, la imagen es como una señal en el camino, que nos indica la dirección que debemos seguir. Si somos capaces de leer la señal, tenemos más probabilidad de mantenernos en nuestro auténtico camino.

Las imágenes necesitan un testigo. En el fondo, el trabajo con imágenes consiste en dar testimonio de nuestras historias y de las historias de otros sin remozarlas ni darles la espalda. El testigo recibe y afirma la historia siempre cambiante y siempre en evolución. Cada uno de nosotros somos nuestro testigo primero, y necesitamos ser testigos unos de otros. Nuestra faceta de testigos constituye la conciencia clara y universal que subyace a nuestra manifestación física.

Cualquiera puede hacer esto. El proceso de creación de imágenes está al alcance de cualquiera que esté dispuesto a tomar un lápiz o un pincel o un puñado de arcilla. Los profesores, los terapeutas, los guías tanto interiores como exteriores, y los compañeros de viaje, pueden surgir en nuestro camino, pero la creación de imágenes es, en último término, un medio de conocimiento directo que no requiere intermediarios.

*****

Es con el relato, hecho una y otra vez, de la forma más veraz que podamos, y con el testimonio auténtico de todas las historias de todas las personas, como nos curamos nosotros mismos y curamos al mundo. El contenido específico de mis imágenes ha estado relacionado, hasta ahora, con la recepción de lo femenino y con el mantenimiento, lo mejor que he podido, de la unión de los contrarios. Una de las cosas que hace el trabajo regular con imágenes es poner en tela de juicio mis nociones cotidianas del tiempo y el espacio. La vida empieza a parecerme cada vez más una pintura que se desarrolla otra vez desde el principio de una forma totalmente imprevisible y diferente, así como un despliegue cronológico de hitos.

En este momento, algunas imágenes se han convertido en una cuerda de salvamento, en lo que los geólogos llaman la grieta de la cueva, por la que se filtra el agua para crear formaciones minerales en lo más profundo de los espacios abiertos bajo la tierra. Las imágenes tienen vida propia que se ha ido haciendo poco a poco. Yo doy testimonio de ellas y les doy forma e intento aprender lo que pueden enseñarme.

Para hacer este trabajo, tengo que crear situaciones en las que pueda ocurrir. Como la cuevas que hay bajo la tierra, tengo espacios dentro de mí que necesitan ser explorados. Tengo que encontrar tiempo y oportunidad en mi vida para realizar el trabajo con imágenes. Cuelgo las imágenes en las paredes de mi casa. Hablo de ellas con aquellos en los que confío. Las imágenes me han enseñado y continúan enseñándome lo que significa ser humano y estar vivo.

Tus imágenes son únicas e importantes y pertenecen al mundo entero, porque tú sabes algo que el mundo necesita. El conocimiento que emana de tus imágenes no puede llegar de ningún otro modo. ¿A qué esperas?

OTROS TÍTULOS
COLECCIÓN RECRÉATE

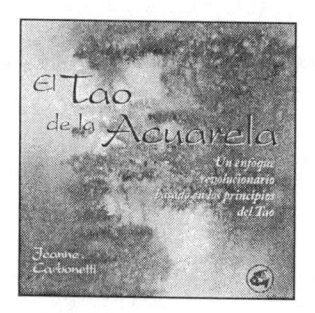

EL TAO
DE LA ACUARELA
Un enfoque revolucionario basado en los principios del Tao

JEANNE CARBONETTI

La autora enseña la técnica de la acuarela empleando cinco principios esenciales del Tao.

Ilustrado a todo color

20 x 20 cm, 112 págs.

EL ZEN DE LA
PINTURA CREATIVA
Un enfoque revolucionario basado en los principios zen

JEANNE CARBONETTI

El mejor modo de crear es utilizar todo nuestro ser, esto es, hacer una unidad con el cuerpo, la mente y el espíritu.

Ilustrado a todo color

20 x 20 cm, 112 págs.

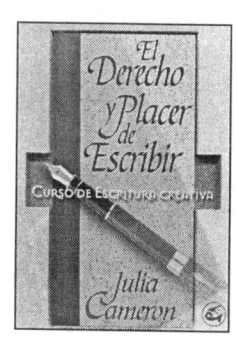

EL DERECHO
Y PLACER
DE ESCRIBIR
Curso de escritura creativa

JULIA CAMERON

Julia Cameron muestra aquí cómo todos podemos liberar nuestra riqueza creativa mediante la escritura, experimentando hallazgos y satisfacciones inimaginables.

146 págs.

EL DIARIO CREATIVO
Un método revolucionario para desarrollar la creatividad

LUCIA CAPACCHIONE

Una obra pionera de autoayuda utilizada en todo el mundo y un programa de actividades tan simple y efectivo que multitud de psicólogos y terapeutas lo emplean con sus clientes.

216 págs.

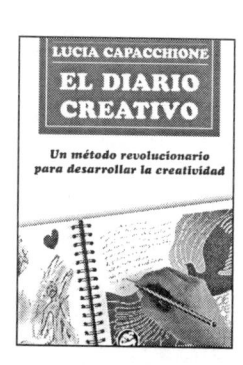

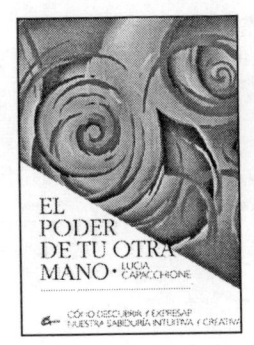

EL PODER DE TU OTRA MANO
Cómo descubrir y expresar nuestra sabiduría intuitiva y creativa

LUCIA CAPACCHIONE

Un delicioso libro que nos desvela y nos hace contactar con el inmenso y desconocido potencial creativo del hemisferio cerebral derecho.

190 págs.

TÚ SABES, TÚ PUEDES
Técnicas para desarrollar y potenciar las aptitudes de niños y jóvenes

MAUREEN MURDOCK

Presenta ejercicios de visualización guiada muy fáciles de realizar y que están especialmente diseñados para ayudar a niños desde tres años hasta a jóvenes de dieciocho.

142 págs.

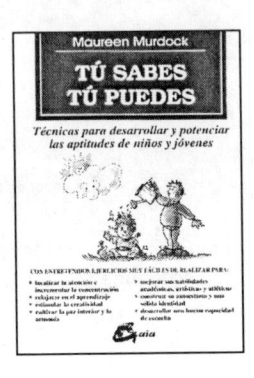

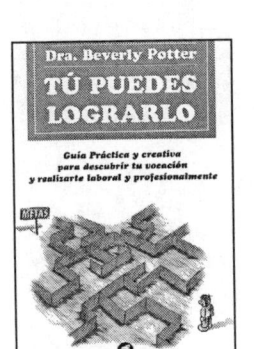

TÚ PUEDES LOGRARLO
Guía práctica y creativa para descubrir tu vocación laboral y realizarte profesionalmente

DRA. BEVERLY POTTER

Una guía práctica llena de dibujos, anécdotas y ejercicios, que emplea los más vanguardistas principios de aprendizaje acelerado.

345 págs.

TÚ GANAS, YO GANO
Cómo resolver conflictos creativamente... y disfrutar con las soluciones

HELENA CORNELIUS Y SOSHANA FAIRE

Creativamente ilustrado, y diseñado de tal forma que constituye una auténtica y utilísima guía de mediación y resolución de conflictos.

204 págs.

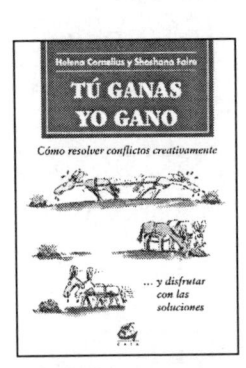

Si deseas recibir información gratuita sobre nuestras novedades

- Llámanos

o

- Manda un fax

o

- Manda un e-mail

o

- Escribe

o

- Recorta y envía esta página a:

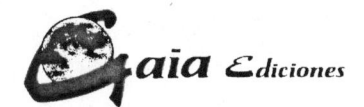

Gaia *Ediciones*

C/ Alquimia, 6
28933 Móstoles (Madrid)
Tel.: 91 617 08 67
Fax: 91 617 97 14
e-mail: contactos@alfaomega.es - www.alfaomega.es

Nombre: ....
Primer apellido: ....
Segundo apellido: ....
Domicilio: ....
Código Postal: ....
Población: ....
País: ....
Teléfono: ....
e-mail: ....

Arte-Terapia

Notas

- Elizabeth Layton: dibujos contornos - autorretratos para la depresión.
- Bob Ault (amigo de Layton + arte terapeuta) programo un curso basado en esta técnica.
- Edward Adamson: abrió un (estudio) en santuario británico. "Art as a Healing"
- Bernie Siegel (1986): médico: "El poder de la imaginación para la curación física".